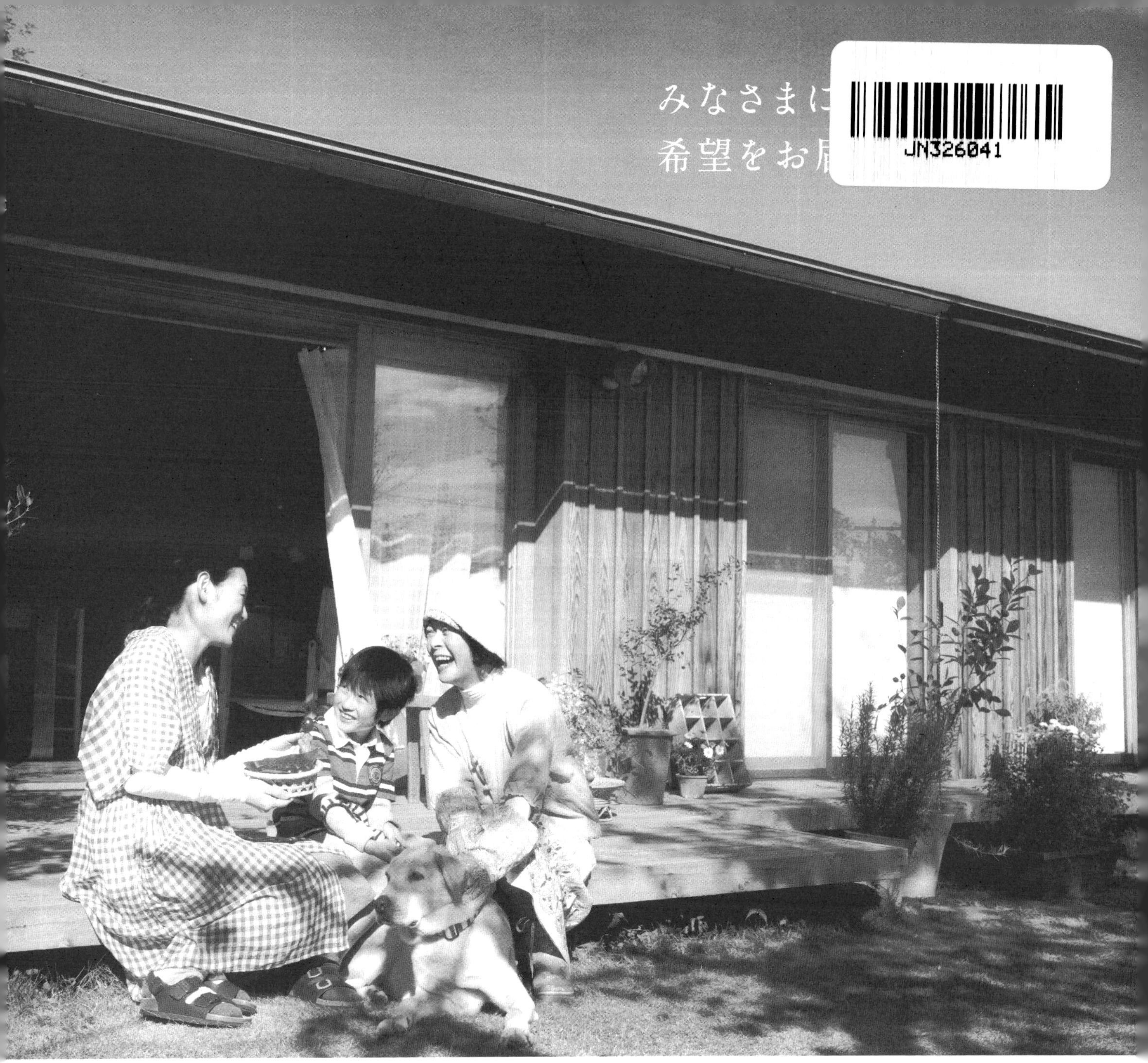

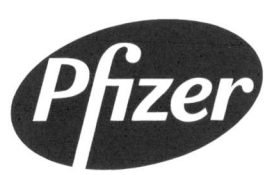

医療職の能力開発
Japan Journal of Health Professional Development

第1巻・第1号　2011年4月28日

編集発行　日本医療教授システム学会

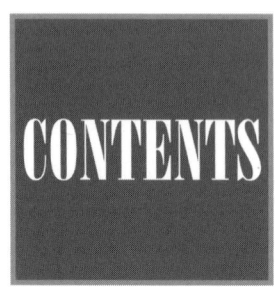

CONTENTS

	「医療職の能力開発」を刊行するにあたって	大西弘高　3
依頼論文	日本医療教授システム学会の方向性	池上敬一　5
原　著	医療者の能力開発のための原理的研究リテラシー ――メタ研究法としてのSCRM（構造構成的研究法）の視座――	西條剛央　17
原　著	6年制薬学教育における初年次教育の新しいカテゴリー： 振り返りシートを用いたライフスキルの解析	内海美保・大西弘高・山岡由美子　27
原　著	医療学習論の構築に向けて	中原　淳　35
資料論文	インストラクターコンピテンシーの医療者教育への応用	松本尚浩　41

■編集委員会■

大西　弘高	（東京大学医学教育国際協力研究センター，委員長）
青山　征彦	（駿河台大学心理学部）
浅香　えみ子	（獨協医科大学越谷病院看護部）
内海　美保	（神戸学院大学薬学部）
織井　優貴子	（青森県立保健大学看護医療学部）
西條　剛央	（早稲田大学大学院商学研究科）
杉本　なおみ	（慶應義塾大学看護医療学部）
鈴木　克明	（熊本大学大学院社会文化科学研究科教授システム学専攻）
武田　聡	（東京慈恵会医科大学救急医学）
中原　淳	（東京大学大学院総合教育研究センター）
松本　尚浩	（筑波大学附属病院麻酔科）
森本　剛	（京都大学医学研究科医学教育推進センター）
池上　敬一	（獨協医科大学越谷病院救命救急センター，学会代表理事，オブザーバー）

「医療職の能力開発」を刊行するにあたって

編集委員会委員長
大西　弘高

　このたび，日本医療教授システム学会では，学会誌「医療職の能力開発（Japan Journal Health Professional Development：JJHPD）」を新たに刊行することになった．日本医療教授システム学会は，「標準的な医療を安全・確実に提供できる医療職の育成を実施・改善するための方法論やシステムを構築すること」というミッションと，2015年に向けて「現場を変革できる医療者の育成」というビジョンを掲げており，学会誌ではこれらの方向性を示すことのできる雑誌にしていきたいと考えている．

　では，雑誌のあり方について，具体的に，以下の2つの側面に分類した上で説いていきたい．

医療者教育の概観

　世界各国では，医療者教育（health professional education：医療専門職教育と訳すこともある），医療人材育成（development of human resource for health：HRH）に対する関心や取り組みが急激に拡がっている．多くの開発途上国では医療人材の量的不足が課題であり，先進国においても各医療専門職の質と，地域偏在の問題が議論されるようになって久しい．これら医療人材の課題に対して，教育や人材育成の側面から社会変革をもたらしていくアプローチが新しい医療者教育の姿と言えよう．

　従来，我が国の医療者教育カリキュラムは，文部省や厚生省といった政府主導で強い縛りを受けていた．医学，歯学，薬学といった元々学士以上の課程が該当していた分野においては，1991年に大綱化が実施されたため，各大学が自由にカリキュラムを計画，変更，実施できるようになった．しかし，高等教育施設においては教育学的な基盤に則って教育しているケースは限定的であるし，ガバナンスを持った学部全体により，卒業生の質を注意深くモニターしつつ教育改善するといった取り組みは，各部門，各科に教育内容の決定権を与えているような環境においては非常に困難である．その結果，文部科学省は医学・歯学分野においてモデル・コア・カリキュラムを策定し，再びトップダウンの形で教育改善せざるを得ない状況が生まれていると考えられる．

　それ以外の医療者教育に関しては専修学校が大きな役割を果たしてきたが，専修学校は以前より厚生労働省の厳しい監視の下に置かれてきた点が重要である．これらの領域においても，近年四年制大学での課程が生まれる流れが加速しているが，それに伴って文部科学省は医学・歯学で策定されたモデル・コア・カリキュラムが薬学などにも波及しているのを成功体験とし，他の医療者教育にも拡大しようと狙っているようである．

　これらをまとめると，我が国の医療者教育を担う高等教育機関は大学と専修学校等に分けられ，大学教育は文部科学省管轄，専修学校等は厚生労働省管轄である．厚生労働省は管理が厳しく，文部科学省は1991年の大綱化以降各大学，各学部に一定の自律性を持たせてきたが，2000年以降は文部科学省もモデル・コア・カリキュラムによる教育内容の均質化を図ろうとしている．よって，各高等教育機関が教育改革をしていく場合，これらの背景を十分考慮する必要がある．

　西欧諸国では2000年代に入り，医療者教育領域において，アウトカムやコンピテンシーを掲げた上で学習者中心の教育を推進するアウトカム基盤型教育の考えが拡大していった．医療事故の問題が世間を賑わせ，医療の質管理，患者安全の考えも急激に浸透していった．これより少し前から現場に拡がりつつあったエビデンスに基づく医療（evidence-based medicine）の考えも浸透し，理論や経験，勘による医療を実施することは許されなくなってきた．卒前教育の時点から自己決定学習のできる独立した医療専門職の育成を意識し，これを継続的な研鑽（continuous professional development）につなげていけるようなシームレスな学習のシステム，環境作りを考えねばならないと言えよう．

　卒前教育の組織的管理としては，政府レベルで各学部のカリキュラムに対し，認証評価システム（accreditation system）によって大局的にコントロールする方法をとる国が増えてきた．医学部の認証評価システムは，韓国，台湾，タイ，マレーシア，シンガポールなどのアジア諸国にも拡がりを見せているが，我が国では未だに大学を対象とした施設認証評価に留まっていて，学部レベ

ルの認証評価に移行できていない．薬学部では学部レベルでの認証評価がようやく実現しつつあり，注目に値する．要するに文部科学省は，医学部や歯学部に対してモデル・コア・カリキュラムによって教育内容の均質化を試みてはいるものの，それ以外の点については設置基準から大きく外れることがなければよいという状況である．

そんな中で，医療者教育を引き締めてきたのは，各種国家試験の存在である．医療を取り巻く状況の変化に対し，常に作問，問題数，合格率といった要因を上手く変化させながら，学生の教育を刺激してきた．ただ，多肢選択式問題（multiple choice question）だけで構成されるものが多く，各種スキルで表されるコンピテンシーを保証することは困難と言わざるを得ない．医学・歯学のモデル・コア・カリキュラムに対する評価として，共用試験が2005年度から開始され，客観的臨床能力試験（OSCE）が取り入れられたのは画期的であった．しかし，OSCEの目論見が診療参加型臨床実習の実質化であったのに対し，卒後研修必修化による指導医の忙しさなどにより，思ったほど診療参加が進んでいない現状も指摘されている．

診療参加型の実習に対し，最も大きな鍵を握っているのは，他ならぬ患者の協力である．教育に協力する大学病院などの施設においては，指導できるようなよい医療者に診てもらえるという期待もあるだろうが，学生や研修中の医療者が実習，研修を行うという点については，協力が得られなければ，診療参加型の実習が成り立たない．指導のために診療がおろそかになってもいけないし，診療に熱心になり過ぎて指導が行き届かないのも問題である．このような現場の問題には，それぞれの現場で工夫して対応している現状があるが，患者の権利意識の高まり，モンスターペイシェントの出現，そして相次ぐ教育改革による現場の疲れなどで，様々な問題が生じていると言えよう．

学会と雑誌の方向性

このように，医療者教育への期待は高まるものの，現状は厳しい．ただ，保健・医療や教育に対しては，経済状況がよくない現状においても，常にニーズがあり，それも年々増している印象がある．

日本医療教授システム学会では，多くの学際的分野を積極的に取り込み，多くの対話を生むことが重要であると考えている．医療専門職の教育課程に関与する教員だけでなく，現場での指導にあたる指導者，管理やコーディネートをするスタッフ，そして，医療を越えた領域としては教育学，教授システム学，心理学，コミュニケーション学，経営学，社会学，人類学など，多くの関連領域からの参加を促していきたい．

また，現場でのニーズに即応できるような取り組みが重要である．座学やラボラトリーでの学習は教員にとってコントロールしやすいが，医療現場で使えるようなコンピテンシーを獲得するために教育をどのように最適化すべきかに対しては，教員の取り組みがまだ十分ではない．現場でのコンピテンシーを明示化するような研究，それを実践に生かすための研究が必要になっていくだろう．さらに診療の質向上，患者安全の追求は，様々な医療専門職を含めた全体システムとして考えなければ，達成することが難しい．多職種間協働・教育も，患者中心の医療を真の意味で成し遂げるためには，お題目ではなく，現実のものとして受け止める必要がある．

こういった様々な問題に立ち向かい，医療者教育界に新たな風を吹き込んでいくために，日本医療教授システム学会では，学会雑誌を創刊すべく，編集委員会を2010年春に立ち上げた．そして，委員会において「医療職の能力開発」の投稿規定を創り上げた．雑誌の体裁は，どちらかというと医学的なものではなく，社会科学的な様相を持たせるようにした．論文の長さ，引用文献の記載方法などにそれが表れているだろう．

編集方針は，最終的には編集委員会で決定されていくことになるが，論文採択については，いわゆる研究における外的妥当性や一般化可能性も重要だが，同様に「使える内容が示されているか」にも重きを置きたい．プログラム評価の領域でも，以前は科学的真理の追求（多くの生物医学的研究における主軸）が重視されていたが，徐々にプログラムの価値（value）や他の場における利用可能性（use）に重きを置くように変化してきている．

こういった考えが反映された雑誌になっていくかどうかについては，編集委員会が主に責任を握っている．できる限り，様々な分野に対してオープンな，分かりやすい査読システムを作り上げ，なるべく多くの執筆者，あるいは読み手が満足するような雑誌に仕上げていきたい．そのためには，皆さんからの投稿が増えていくことが不可欠である．是非，この「医療職の能力開発」を素晴らしい雑誌にし，日本の医療者教育の改善の一助になるように，皆様のご協力をお願いしたい．

依頼論文

日本医療教授システム学会の方向性

池上　敬一[*1]

1．医療者・チームの学習と成長を支えるシステム——医療再生の基盤

　医療は国民，行政，医療機関，医療系教育機関，医師会や医学会など数多くの関係者がかかわる複雑な仕組みですが，それを患者の視点から眺めるとどのように整理できるでしょうか．患者にとっての医療とは，自分のからだに触れられる（診察や超音波検査など），針を刺される（採血や静脈注射など），あるいはより侵襲的な操作（手術など）を加えられるという身体的なかかわりがまず念頭に浮かぶのではないでしょうか．そのように考えると，患者と直接のかかわりを持つ（身体に医療行為を行う）医療者・チームは，**図1**のように患者を中心にそれを直接取り囲む円として描くことができます．患者の視点では，自分に直接関わる医療者・チームと彼らの行為の結果が「医療」（患者にとっての医療）ということになります．医療者・チームは彼らが所属する医療機関の中で機能しますから，医療者・チームそのものは医療機関という彼らを取り巻く円に内包されていると考えることができます．同じように医療機関は地域医療に，地域医療は都道府県の医療に，さらに都道府県の医療は国策としての医療という円にそれぞれ内包されると考えられます．

　わが国の医療は**図1**の円で示したレイヤーごとに，さまざまな問題を抱えています．患者安全，地域医療の崩壊や看護職員の離職問題などの課題を解決するためにさまざまな対策が立案され実施されてきましたが，現状打開の兆候はみえてきません．医療安全，新医師臨床研修，新人看護職員臨床研修，チーム医療の推進などを例にとっても法律改正，省令や通知，ガイドラインの発表，院内委員会による検討とマニュアルや文書の配布が行われてきました．法律の条文から院内マニュアルに至るまで配布される文書に共通しているのは，それらはすべて文字で表現されている情報（教科書に記載された情報，読んで聞かせて伝えることができる情報，Googleで検索し画面に表示される情報）にしか過ぎないということで

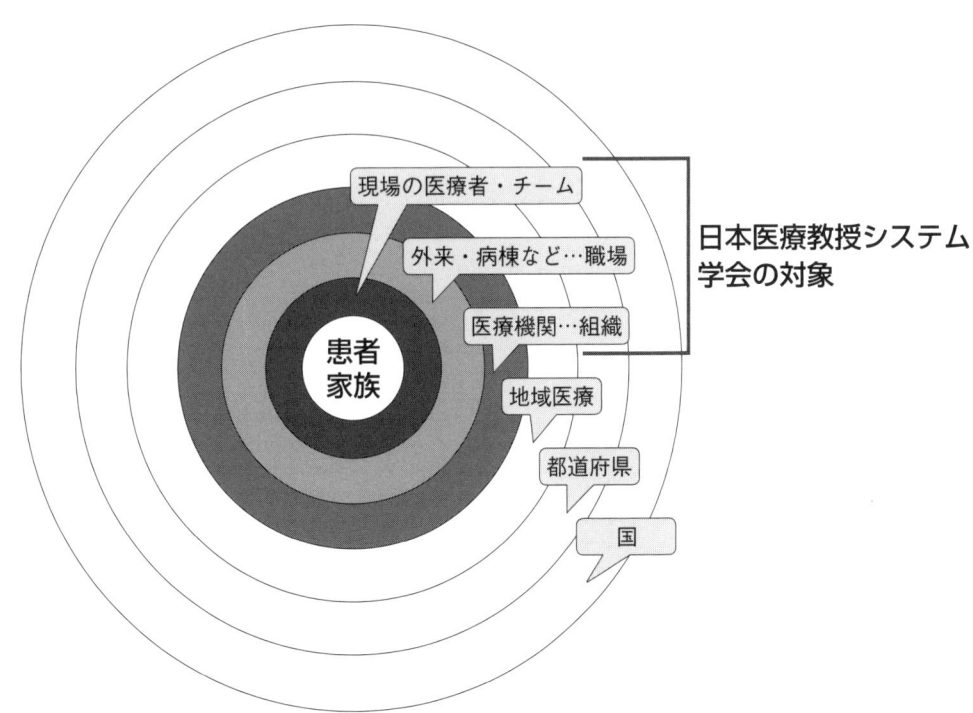

図1　患者の視点で見た医療のレイヤーと日本医療教授システム学会の主な対象

[*1] 日本医療教授システム学会代表理事．e-mail: ikegamik@gmail.com

す．そこに記載されているメッセージは医療のあるべき姿，あるべき姿と現状のギャップ，現状の課題を解決しあるべき姿とのギャップを埋める方法などですが，これらの記載を読むだけでは現状を打開するための変化は起きません．変化を起こすためには行動が必要になりますが，行動の方向を定め目標を達成するには行動と変化をマネジメントする方法論が必要になります．ビジョンや方針を展開し期待される変化を実現する方法のひとつとして，バランス・スコアカードがあります（**図2**）．医療機関における患者安全の確保という方針展開に利用する場合を例に，バランス・スコアカードの活用法について簡単に説明します．まず最初に患者安全に関する医療機関のビジョンと方針を組織内に周知し，次いで患者の視点で患者安全の達成目標を具体的に設定します．たとえば「入院患者の予期せぬ死亡をゼロにする」という病院の方針を，入院患者の視点で「標準的で安全・確実な医療を提供します」と表現したとします（**図2**）．この目標にある「安全」（患者安全）を達成するために「患者急変時にはまず看護師が迅速対応を行う」，「患者急変に気づいたらすぐにアセスメントを行いその結果を医師に報告する」といった急変時の業務プロセスを改善する必要が生じます．新たな業務プロセスを導入したり従来の業務プロセスを改善するためには，そのプロセスに関わる医療者・チームのパフォーマンス（医療タスク遂行能力）を教育・研修や職場での実践をとおして向上する必要があります（**図2**の「学習と成長の視点」）．この例のように，ビジョンや方針（医療機関，地域・都道府県，国などレベルを問わず）に従って患者にとっての医療を改善するには，医療者・チームの学習と成長を支援する環境整備が必須の要件になります．わが国の医療が抱える多様な課題を解決し，医療の質・患者安全を格段に向上するには，従来から行われてきた医療者の卒前教育・卒後研修・生涯教育のあり方を根本的に見直し，その効果・効率・魅力を大きく改善する必要があります．医療者の教育・研修の考え方と方法論は世界的に大きく変化してきていますが，その傾向は患者安全を達成するためのシミュレーション医療学習の急速な普及に顕著に現れています．

シミュレーション医療学習は2000年に「人は誰でも間違える」[1]（米国医療の質委員会）が出版されたことをきっかけに，まず米国と欧州で，続いて豪州や日本，そしてアジア諸国で急速に普及・発展しつつある医療者・チームの新しい学習法といえます．シミュレーション医療学習はこれまでのコンテンツ中心の認知的教育（医学の知識・理論を理解し覚える）から，コンテキストのなかで医療者・チームのパフォーマンスを向上する新しい学習への移行を推進しています．豪州ではコンテンツ中心の講義による卒前教育を，problem-based learning，模擬患者，シミュレータ（人間の部分や全身を模したマネキン）をブレンドした simulated learning environment での学習に置換しつつあるなど，シミュレーション学習法を卒後研修だけでなく，卒前教育に導入する政策がとられています．豪州政府は学習者にとって効果的・効率的・魅力的な学習環境を整備することで，近い将来に予測される医療・ケア領域の専門訓練を受けた働き手の需要増加（高齢者の増加に伴う医師，看護師，ケア提供者の増員の必要性）に対応しようとしています．シミュレーション医療学習は医療者・チームの研修での学習を支援する効果的な方法といえますが，シミュレーションによる学習成果が現場で行動として発揮され，それが患者にとっての医療の質・安全性向上という結果に結びつくには，「研修での学習」を「現場での学習」により行動化する必要があります（**図3**）．従来の教育では「教室での学習成果」（教える）は自然に「現場での行動変容」（出来る）につながるという根拠のない期待（教えたから出来るようになるはず）がありましたが，学習者が「学習」を「行動」に変換するのは容易ではありません．学習者が「学習」を効率的に「行動」化するには，研修

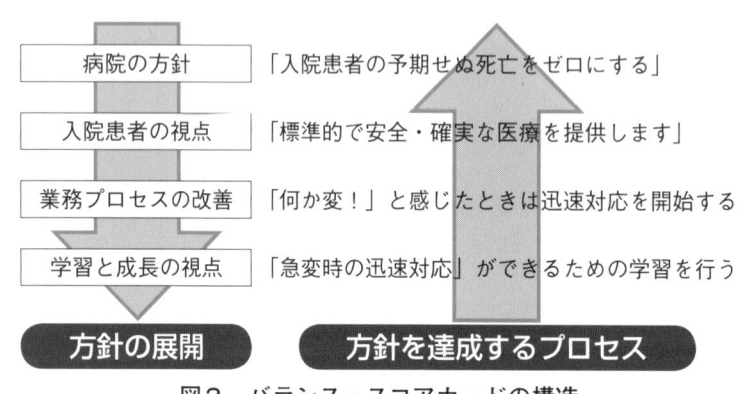

図2　バランス・スコアカードの構造

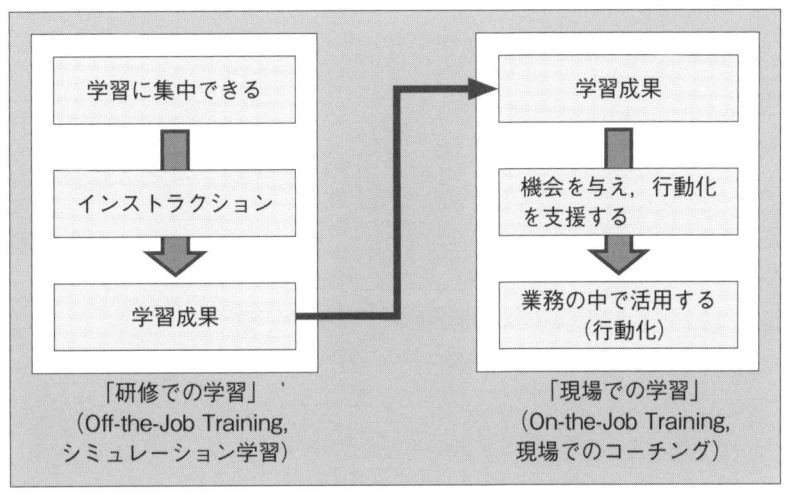

図3 職場内学習で「研修での学習」成果を業務の行動変容に転換する

での学習成果を現場で使ってみる機会を与え，学習成果を行動化できるように支援する指導者の存在と職場文化が必要になります．職場における学習環境（図3の「職場での学習」）の整備，すなわち医療者・チームの学習と成長を支援する仕組みつくりは組織と職場の課題といえます．医療者・チームが学習により成長できる仕組みは，医療の質・安全を向上し医療機関が成長する基盤であり，また地域医療を継続するエンジンになると考えられます．

わが国の医療の課題，とくに患者安全の確保，医師臨床研修による救急・総合診療能力の開発，新人看護職員の能力開発と離職防止，チーム医療の推進そして地域医療の再生に共通する課題は，それぞれの方針展開に必要な医療者・チームの学習と成長を支援する基盤が脆弱なことです．この課題を打開するには，これまでとは異なる考え方と方法論による人材育成の仕組みを開発・構築することが必要になりますが，これが日本医療教授システム学会のミッション，すなわち「標準的な医療を安全・確実に提供できる医療職の能力開発を実施・改善するための方法論やシステムを構築すること」になります．このミッションを遂行するために，日本医療教授システム学会では3つのレイヤーで事業を展開していきます（図4）．「医療職の能力開発に関わる総合科学」は日本医療教授システム学会のミッション遂行の基盤であり，認知科学，認知心理学，心理学，教育学・教育工学，情報科学，管理科学などが横断的に共同し医療職の能力開

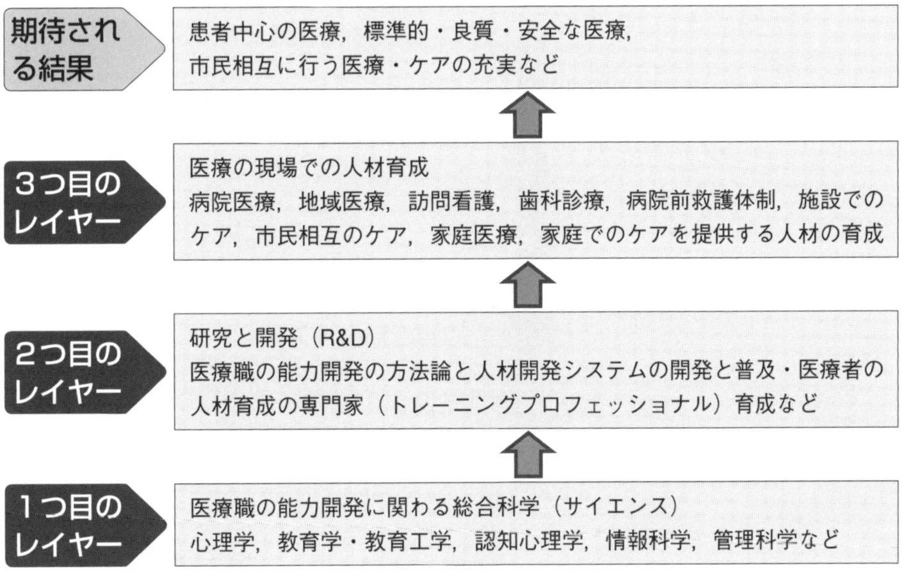

期待される結果	患者中心の医療，標準的・良質・安全な医療，市民相互に行う医療・ケアの充実など
3つ目のレイヤー	医療の現場での人材育成 病院医療，地域医療，訪問看護，歯科診療，病院前救護体制，施設でのケア，市民相互のケア，家庭医療，家庭でのケアを提供する人材の育成
2つ目のレイヤー	研究と開発（R&D） 医療職の能力開発の方法論と人材開発システムの開発と普及・医療者の人材育成の専門家（トレーニングプロフェッショナル）育成など
1つ目のレイヤー	医療職の能力開発に関わる総合科学（サイエンス） 心理学，教育学・教育工学，認知心理学，情報科学，管理科学など

図4 日本医療教授システム学会のミッションを遂行する3つのレイヤー

発に有用なサイエンスを創出したいと考えています．その上のレイヤーには創出されたサイエンスにもとづいた，医療職の能力開発の方法論と人材育成システムの研究・開発と普及，および現場で医療者育成を推進する専門職（トレーニング・プロフェッショナル）の育成があります．3つ目のレイヤーは，2つ目のレイヤーで開発した人材育成システムを医療系教育機関や医療機関で活用し，人材育成を効果的・効率的・魅力的に行う学習環境（インストラクター，教材，学習デバイス，スペース，スケジューリング・履歴管理など）の整備になります．これら3つのレイヤーを中心とした活動により，わが国が抱える医療の共通課題，すなわち医療職の能力開発，および医療の質・安全性を向上するマネジメント能力の開発を推進していきたいと考えています．以下，課題ごとに詳しく説明します．

2．医療職の学習と成長

日本医療教授システム学会では「医療職の能力開発」の発刊にあわせて，これからのわが国を支える医療職の学習と成長に関するサイエンス構築と，システム開発に乗り出すことになりますが，その出発点を3つの視点，すなわち医学教育・臨床研修制度，学習心理学そして教育学・教育工学の視点から位置づけておきたいと思います（**表1**）[2]．

19世紀には哲学の一部であった心理学は20世紀に入り

表1 医学教育，学習心理学および教育工学（インストラクショナル・デザイン：ID）の推移

年代	わが国の医学教育に関連する出来事	学習心理学の変遷	IDの歴史・IDに影響を与えた出来事
1940年代		「行動主義心理学」	軍隊訓練プログラムの設計に当たった教育心理学者がIDを創出，アイデアがIDモデルに組み込まれた．
1950年代	教育目標として「一般教育目標」（general instructional objectives）と「個別行動目標」（specific lerning objectives）による2段階記述方式の提案．		「スキナーのプログラム学習」運動により，学習成果の明確化が必要となった．教育目標としての「行動目標」記述（タイラー，ブルーム，メージャー），反復練習，即時フィードバックの導入．カークパトリック「教育・研修の4段階評価」（1959年）．
1960年代		「認知主義心理学」 ガニェの9教授事象	60年代後半に教材の形成的評価が注目を集める．これらの動きを集約し，システム的プロセスとしてまとめた（IDモデル）．
1970年代	1973年，WHOが設置したRegional Teacher Training Centerで医学教育指導者が参加したワークショップが始まる．1974年，通称「富士研ワークショップ」開始．		IDの主眼は意図された教育・学習による「行動変容」にあった
1980年代		ARCSモデル	1980年代半ばから1990年代にかけて，performance improvement/technologyが注目を集める．IDの主眼が従来の教育の向上から，仕事に応用するための学習や学習内容の向上に変化した．
1990年代	1996年，「臨床研修指導医養成講習会」開始．	「構成主義心理学」	IDの主眼が「行動変容」から「パフォーマンス（学習・トレーニングの結果）」に移った 「パフォーマンス」の向上には教育や学習以外の要因（non-instructional factors）が影響することがわかってきた（例：動機，職場環境，採用の方法など）．
2000年代以降	2000年『人は誰でも間違える』出版とシミュレーション医療学習の必要性指摘 2004年，新医師臨床研修制度開始．		仕事のパフォーマンスを向上するために，教育以外の選択肢が必要になった（知識管理システム，遠隔教育，eラーニング，rapid prototypingによるIDのデザインプロセスの迅速化など）．

科学として研究されるようになり、行動主義心理学が提唱されました。行動主義心理学では人間（動物）の学習は、刺激に対する反応として生じるという考え方が採用されました（「パブロフの犬」が代表例）。行動主義心理学は科学の方法として刺激に対する反応にのみ着目し、刺激に対して反応が生ずるメカニズムの説明や解釈は一切排除されました。すなわち「こういう刺激を与えると、その反応としてこのような行動が観察される」という「記述」だけが行われたわけです。行動主義心理学を受け継いだスキナー（1904-1990）は、学校教育におけるプログラム学習（目標の明確化、スモールステップ、即時強化など）の必要性を提唱しました。1950年代、医学教育においても教育目標が一般教育目標（general instructional objective）と個別行動目標（specific behavioral objectives）として記述されるようになりましたが、そこには行動主義心理学の影響をみることができます[3]。1970年代に行動主義心理学は認知主義心理学に取って代わられ、人間は知的行動（推論、問題解決、言語理解、発話など）により意味（文脈や状況、生活環境、進化への適応性など）を作り出す（学習する）存在であると考えられるようになりました。さらに1980年代には認知科学が誕生し発達、学習、記憶、パフォーマンス、技能、思考、相互作用などの問題が学際的（心理学、言語学、計算機科学や哲学などの一大連合）に追究されるようになりました。初期の認知主義心理学では知識とは個体の頭の中にあり、思考は記憶をもとに逐次処理されている情報処理過程であると考えられました。1980年代に入ると文化という視点から人間の認知を考える潮流が生まれ、知識は脳内の思考回路で生成されるのではなく、「人は環境との相互作用を通して知識を構成していく」と考える構成主義心理学が生まれました。

日本医療教授システム学会は、基本的に構成主義心理学や「学習とは文化的な実践に参加することである」（レイブとウェンガー、1993年）といった状況論[4]、またロシアの心理学者であるヴィゴツキー（1896-1934）が提唱した「言語は思考の道具」、「学習としての遊び」、「最近接発達領域」（図5）といった社会的構成主義に基づいた考え方をとります[5]。同時に医療職の学習と発達を支援するために行動主義・認知主義的な心理学の理論・モデルも折衷的かつ処方的に活用し、学習者（卒前・卒後、職種、職場、既有の知識・経験、学習スタイル・学習能力などの背景因子がそれぞれに異なっている存在）がそれぞれの学習目標・成長のゴールを達成できるシステムアプローチを提唱していきます。

第二次世界大戦中の米国では、ガニェをはじめとする学習心理学者が軍隊訓練プログラムを設計する過程で、インストラクショナル・デザイン（instructional design: ID）を誕生させました。軍隊訓練プログラム設計のために考案されたアイデアのいくつかは、戦後IDモデルとして学校教育や職能訓練プログラムに組み込まれ、「意図された学習」（授業、研修やテクニカルスキル獲得を目的としたシミュレーション医療学習など）を支援する目的で活用されるようになりました。1980年代に入ると「意図された学習」だけでは実際の職務上の能力がうまく伸びないことが指摘されるようになり、「意図された学習」だけでなく「職場での経験」や「意図されない学習」を通して職場で結果を出すための学習に関する研究（Human Performance Improvement: HPI）が行われるようになりました[6]。

日本医療教授システム学会ではインストラクショナル・デザインを「意図された学習」だけでなく、職場での学習と発達の場面においても積極的に利用していきま

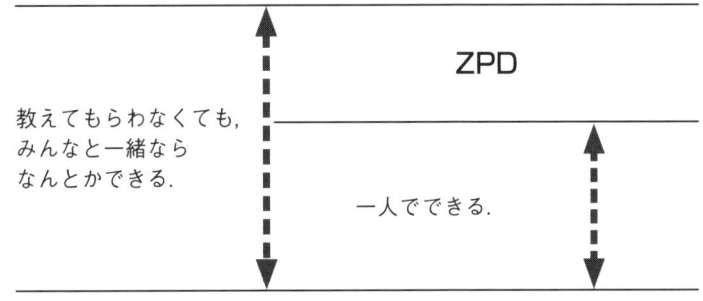

図5　最近接発達領域（Zone of Proximal Development: ZPD）

す（処方的アプローチ）．よくデザインされた教材とIDモデルを活用したインストラクションは，卒前教育をはじめ臨床研修や生涯学習として新しい医療を学習する際にもきわめて有用であり，職場・組織内学習を推進する際には必須のツールになります．

1970年代以降，心理学やインストラクショナル・デザインなどの教育学・教育工学の領域では，人間の発達や職務上の能力開発に関するサイエンスと方法論が急速に進歩してきました（表1）．このあいだに起こった医学教育のおもな出来事には1969年の日本医学教育学会設立，1974年の臨床研修指導医養成ワークショップの開催（通称「富士研ワークショップ」），2001年のモデル・コア・カリキュラムの策定，そして2004年にスタートした新医師臨床研修制度の導入があります．看護領域では2010年に努力義務化された新人看護職員研修がありますが，これらに共通するのは「精緻に記述されたカリキュラム」があり，そこに網羅的に記述された「行動目標」が達成されば，患者安全，救急・総合診療能力を備えた医師の育成，そして看護師の離職防止は達成される（だろう）という信念の「記述」だということです．そこには1980年代の認知革命や心理学・認知科学などの理論・モデルが導入されるなどの影響はみられません．現在の医師の卒前教育および卒後研修のあり方を医学・医療の外側から俯瞰すれば，それは1970年代にとどまっており学習理論としても行動主義心理学の域をでていないように思われます．

日本医療教授システム学会では医療職の学習と成長のあり方を根本的に更新しない限り，医療の課題を打開するのは難しいと考えています．当学会が考える医療職の学習と成長に関わる課題解決の考え方とアプローチ方法は，1）医療職の発達は卒前学習・卒後研修・生涯発達の連続したプロセスと考える，2）それぞれの段階での発達を支援する理論・モデルを折衷的に活用する，3）職場・組織・地域文化の中で医療職の能力（個人・チームとして）を開発する，4）学習と成長モデルをrapid prototyping[5]でデザインしその評価と改善を持続的に行うことの4点になります．

卒前教育・卒後研修・生涯発達については図5のように考えています．Total quality management（TQM）では「後工程はお客さま」（next process is our customer）という用語がありますが，このことを製品を製造する工程を例に説明します．一般に製品を製造する課程には複数の工程がありますが，その基本的なユニットは「自分が責任をもって行うプロセス」とその前後のプロセス（自分の前が「前工程」，自分の後ろが「後工程」）になります（図6）．「後工程はお客さま」という考え方は，最終的に品質の高い製品を製造するには，自分の工程（自工程）で作り出した部品・品物・サービスの受け手（後工程）をお客さまと考え，後工程に対して良い品質のもの（仕事の質）を提供する必要があるということです．それぞれの工程は最終的に良質な製品を製造することを共通目的としながら，後工程に対して良質な仕事の結果を提供します．この考え方は医療のプロセスや医療職の発達プロセスにも応用することができます（図7）．医療のプロセスにおいて「後工程はお客さま」という考え方が破綻した例として「横浜市大患者取り違え事件」（複数の工程で確認作業を繰り返し行うという仕事が行われず医療事故につながった）をあげることができます．医療職の発達のプロセスにあてはめれば，「医学教育」（卒前教育）の仕事は「入学者を選抜する」（プロセスの「入り口」）ところから始まり，臨床の現場で機能できる基本的な医療の知識・スキルを備えた「研修医」（臨床研修病院に入職のその日から医療チームの正式メンバーとして参加できる）を育成するところまでになります（プロセスの「出口」）．医学教育のアウトプットが機能できる「研修医」になれば，臨床研修はもっと効果的に，より効率的に行うことができると期待されます．「臨床研修」の責任範囲は卒前教育のアウトプットをインプッ

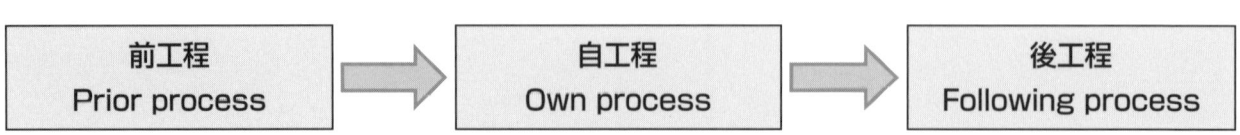

図6 「後工程はお客さま」という考え方にもとづく活動

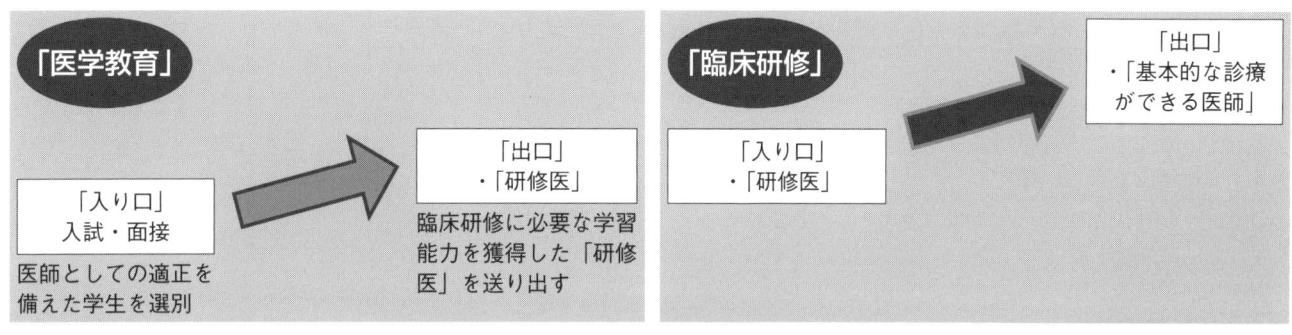

図7 医学部における「医学教育」と「臨床研修」の責任範囲

トとして受け取り，臨床研修の目的である「基本的な診療ができる医師」を次のプロセスに送り出すことです．卒前教育と卒後研修がうまく機能し，研修医が「基本的な診療ができる医師」の能力を獲得できれば，患者安全や地域医療の崩壊といった問題の解決が可能になると考えられます．本学会としては次世代の教員養成，および臨床研修指導医養成のプログラムを開発し実践していきたいと考えています．

3．患者安全

　医療は患者安全が最優先されるべき社会サービスと期待されますが，『人は誰でも間違える』[1]でも報告されているように，医療過誤による死亡者数は死亡順位の8番目に位置するなど，医療における患者安全の確保は現代医療の大きな課題になっています．航空産業や原子力産業ではパフォーマンスよりも安全性が優先されるようになった結果，ウルトラ・セーフなシステムが構築されてきました．一方医療では，医学の進歩を医療技術としてパフォーマンスすることが優先されているため，医療プロセスの設計が患者安全に最適化されていないことが指摘されています[7]．20世紀型医療の特徴は1) 病院医療中心（患者のコンテキスト外での医療），2) 臓器別診療中心（専門医中心），3) 高度医療技術中心（テクニカルスキル中心）ですが，このような医療体制こそが医療過誤による患者死亡の一因になっていると考えられています．

　2000年以降，欧米・豪州では患者安全を確保するためにrapid response system（患者急変時の迅速対応システム）が導入されていますが，その基本的な考え方は「患者（あるいは家族や看護師など患者の身近にいる人）が必要だと判断したときに，リソースの範囲で必要な医療を迅速に提供する」（市中の119番通報体制と同様の院内救急医療システム）ことにあります．20世紀型医療の特徴であるパフォーマンス（手術や高度な医療手技）を重視する臓器別専門医中心の病院医療では，患者急変時（息苦しい，意識状態がおかしい，顔色が悪く冷や汗をかいているなど）に救急・総合診療的な処置を迅速に提供することが困難な場合があり，それが予期せぬ心停止の一因になっているということです．臓器別専門医中心の医療のあり方は実務（臨床研修や勤務）をとおして医師に学習され，医師の異動にともなって全国に拡大してきた経緯があります．患者安全の問題や「病気を診るが，人は診ない」などの態度は，行政・医療界が推進してきた医療制度の中で医師によって学習されてきたと言うことができます．

　次に財団法人日本医療機能評価機構が推進している医療事故情報収集等事業の医療事故の分析結果[8]に基づき，患者安全を確保する方略について考えます．この事業では報告義務対象医療機関273施設で発生した医療事故（ヒヤリハット事例は含まず）の情報を収集し，その分析と情報提供を行っています．273施設の内訳（施設数，複数回答あり）は国立高度専門医療センター（8）及び国立ハンセン病療養所（13），独立行政法人国立病院機構の開設する病院（145），学校教育法に基づく大学の付属施設である病院（病院分院を除く），特定機能病院（83）となっています（**表2**）．平成21年度にはこれらの医療機関から1,895件の医療事故が報告されています．事故の程度は，死亡が156件（8.2%），障害が残存する可能性があるのは747件（39.5%）で（**表3**），事故の約半数にあたる851件（45.1%）では事故の回復のために濃厚な治療を要しています．事故の発生場所は病室838件（44.2%），手術室271件（14.3%），廊下やトイレが137件（7.3%）で計1,246件（65.8%）を占めています（**表4**）．

表2　報告義務対象医療機関

国	国立大学法人等	46
	独立行政法人国立病院機構	145
	国立高度専門医療センター	8
	ハンセン病療養所	13
自治体	都道府県，市町村，公立大学法人，地方独立行政法人	11
	学校法人	50
	特性機能病院（再掲）	83
計		273

表3　事故の程度

事故の程度	件数	%
死亡	156	8.2
障害残存の可能性がある（高い）	185	9.8
障害残存の可能性がある（低い）	562	29.7
障害残存の可能性なし	608	32.1
障害なし	305	16.1
不明	79	4.2
合計	1,895	100

	件数	%
濃厚な治療	851	45.1
軽微な治療	829	43.7

表4　発生場所

発生場所	件数	%
病室	838	44.2
手術室	271	14.3
廊下	75	4
トイレ	62	3.3
ICU	48	2.5
カテーテル検査室	40	2.1
放射線治療室・撮影室	38	2
外来診察室	36	1.9
検査室	35	1.8
外来処置室	21	1.1
病棟処置室	21	1.1
救急外来	11	0.6
救命救急センター	12	0.6
計	1,895	

事故の発生要因では「技術・手技が未熟だった」（いわゆるテクニカルスキルのエラー）が165件（4.7%），「知識が不足していた」156件（4.5%）にとどまっていたのに対し，「確認を怠った」531件（15.2%），「観察を怠った」520件（14.9%），「判断を誤った」500件（14.3%），「報告が遅れた」38件（1.1%），「連携ができていなかった」192件（5.5%）などの医療職としての人間力（テクニカルスキルのエラーに対し，ノン・テクニカルスキルのエラーと呼ぶ）が事故の発生要因の約半数（複数回答あり）を占めていることが注目されます（表5）．さらに事故の要因を「学習・トレーニングにより解決可能な問題」と「業務・労務環境など病院のシステムの問題」（医療者の学習やトレーニングでは解決が出来ないこと・その対象とならない要因）に分けると，学習・トレーニングで解決できることよりも勤務体制や業務環境の問題（組織の管理者が解決すべき問題）のほうが多いことが分かります．

患者安全を確保するには1）医師・看護師の勤務体制を改善する（疲労，ストレス，バーンアウトを防ぐ），2）業務環境を改善する（薬剤，医療用機器の誤使用を防ぐ），3）医師の救急・総合診療の基本的な能力を向上する（医師臨床研修の充実），そして4）患者安全の基本的なテクニカルスキルとノン・テクニカルスキルを学習・トレーニングで獲得することが必要になります．

日本医療教授システム学会では，患者安全を支える医療者の学習と成長の基盤（前パラグラフの1），2），3）の達成を前提に）を次のように考えています．すなわち1）患者安全は職場（病棟や手術室）と組織（病院）の文化・モラルとして醸成されるべき，2）職場あるいは組織内で患者安全に必要な知識・スキルを獲得する学習環境（場所，資器材，時間，インストラクター）が必要，3）心停止に対する基本スキルをBLS/ALS（アメリカ心臓協会のBLS/ACLSコースあるいはこれらの相当するプログラム），非心停止に対する基本スキルをThe Pediatric Emergency Assessment, Recognition, and Stabilization（PEARS）コース（アメリカ心臓協会）[9]，さらに実践的スキルを「患者急変対応コース for Nurses」（日本医療教授システム学会：看護師を対象とした急変時迅速対応のノン・テクニカルスキルトレーニングコース）[10]で獲得する，4）コースで獲得したスキルを現場で使えるスキルに転換する，5）医療者の学習と成長を継続的に支援する学習プログラムを組織内で開発し実践できることです．

欧米や豪州では患者急変時の迅速対応システム（Rapid Response System: RRS）とは，結局のところ患者安全を担保することを目的とした医療者・チームの継続的な学習支援システムという結論に達しており，RRSの要素であるMET（Medical Emergency Team）をもじって「RRSとはMedical Education Team（MET）のことである」といわれています．

表5 発生要因

発生要因	件数	%	学習・トレーニングにより解決可能な問題	業務・労務環境など病院のシステムの問題
確認を怠った	531	15.2	○	
観察を怠った	520	14.9	○	
判断を誤った	500	14.3	○	
知識が不足していた	156	4.5	○	
技術・手技が未熟だった	165	4.7	○	
報告が遅れた	38	1.1	○	
通常とは異なる身体的条件下にあった	92	2.6		○
通常とは異なる心理的条件下にあった	25	0.7		○
システムに問題があった	72	2.1		○
連携が出来ていなかった	192	5.5	○	
記録などの不備	22	0.6	○	
患者の外見・姓名が似ていた	2	0.1		
勤務状況が繁忙だった	58	1.7		○
環境に問題があった	114	3.3		○
医薬品の問題	38	1.1		○
医療機器の問題	35	1.0		○
諸物品の問題	41	1.2		○
施設・設備の問題	43	1.2		○
教育・訓練に問題があった	130	3.7		○
説明不足	205	5.9	○	
その他	518	14.8		
合計	3,497	100.0		

複数回答可能

4. シミュレーション医療学習のあり方——方法, 学習成果, 現場での行動化

シミュレーション医療学習は, 実際の事例が起こった状況をリアルに再現した環境とシナリオ (事例をストーリー化したもの) を経験し, 共同学習者・学習支援者 (インストラクター, ファシリテーター) と振り返ることで, 学習者が自らの医療知 (形式知と暗黙知) を拡大する「研修での学び」の方法といえます. 日本医療教授システム学会が考えるシミュレーション医療学習の方法は1) 学習のコンテキスト (状況)・ルールを設定する (ブリーフィング), 2) 他の学習者と一緒にシナリオ (患者のストーリー) のなかで医療を経験する, 3) 経験したことについて共同学習者・ファシリテーターと対話を行いながら学習を抽出する (振り返り, デブリーフィング), 4) 個々の学習成果を共同学習者全員とシェアする (まとめ) というプロセスになります[11,12,13]. 実際にシミュレーション医療学習を行う場合は, 学習者と学習目標に応じてシミュレーションの方法をアレンジすることになります.

シミュレーション医療学習を, 獲得するスキルのカテゴリーで分類したのが表6です. 獲得するスキルは大きくテクニカルスキル (点滴注射を行う, 心肺蘇生を実施する, 二次救命処置を行う, などこれらの訓練を目的としたシミュレーションをテクニカル・シミュレーションと呼ぶ) とノン・テクニカルスキル (いわゆる暗黙知, この訓練を目的としたシミュレーションをヒューマン・シミュレーションと呼ぶ) に分けられます. 医療として何らかの手技を行う場合, その手技を行う目的, 手技に必要な解剖・生理学的な知識, 適応とその判断, 準備する物品, 手順, 手技にともなう苦痛・不快を和らげる方法, 起こりうる副作用・合併症の防止などの広範な知識が必要になります. 静脈注射を安全・確実に遂行できるようになるには, 上述した広範な知識を学習できる成果として分類し記述する必要が生じます. 学習成果を記述する利点は, 学習者とインストラクターが学習目標を共有できることと, 学習成果をあげるための方法が明確化されることにあります. ガニェの学習成果の分類 (表7) や9教授事象といったインストラクショナル・デザインのモデル・手法は, シミュレーション医療学習, とくに

表6　シミュレーション医療学習の分類

分類	シミュレーションセッションの例	シミュレーションセッションの目標	スキル獲得の前提	説明
テクニカル・シミュレーション	パーシャルタスクトレーナーを用いた手技の練習（静脈穿刺，皮膚縫合，尿道カテーテル留置）	医療の基本的なテクニカルスキル手技の手順	必要な解剖の理解，物品・手順の暗記，合併症の予防と早期発見の知識	現在わが国で行われているシミュレーションの多くはこのタイプ．
	半身人形を用いた心肺蘇生（CPR・AED）の練習（胸骨圧迫，気道確保，人工呼吸）	医療の基本的なテクニカルスキル	心停止の症状，救急医療体制，CPRに関する知識	
	二次救命処置（Advanced Life Support: ALS）（マニュアル除細動器や高度な気道管理を用いた心停止の治療）	心停止・不安定な患者に対する救命処置，手技だけでなくチーム蘇生に関する知識が必要	CPR・AEDといった下位の学習目標の完全履修，チーム蘇生の要素についての知識（暗記），高度な医療機器の使い方	ALSというテクニカルスキルを獲得するには，その前提として暗記すべき知識（言語情報），アセスメント・意思決定（知的スキル）が必要になる．
ヒューマン・シミュレーション	「患者急変対応コース for Nurses」（JSISH）：患者急変への気づき，アセスメントとその報告，居合わせた人で行う救急処置	エキスパート看護師が獲得している「気づき能力」（勘），報告，チームワークなどのノン・テクニカルスキルを獲得する	CPR・AED，ALSなど急変対応に必要なテクニカルスキルを身につけている．	ヒューマン・シミュレーションの前提は，必要なスキルをテクニカル・シミュレーションで獲得しておくこと．職場・組織でヒューマン・シミュレーションを継続することが患者安全につながる．
	Non-Technical Skills for Sugeons (NOTSS), The Royal College of SURGEONS of EDINBURGH, NHS Education for Scotland, UNIVERSITY OF ABERDEEN	外科医に必要なノン・テクニカルスキル（状況評価と事態予測，意思決定，リーダーシップ，対話とチームワーク）	このコースは外科医向け．手術室の看護師には別のコースが設定してある．	「手術室での安全な外科手術」を達成するために必要な能力を獲得する．代理経験による外科医に必要なノン・テクニカルスキルのカテゴリー・要素の用語の理解．用語を用いたディスカッションを行う．

表7　ガニェの学習成果の分類

- (1) **言語情報**（知識：述べる）

- **知的技能**（階層構造）・以下，下位から記述
  - (2) 弁別（discrimination：弁別する）
    - 刺激の違いを検知する能力
  - 概念（concept）
    - (3) 具体的概念（concrete concept：同定する）：例，「円いもの」という共通属性を持ったモノを同定できる
    - (4) 定義された概念（defined concept：分類する）：例，「肺水腫」と定義された病態を同定できる
  - (5) ルールと原理（principle：例示する）
    - 例，「オームの法則」「フランク・スターリングの法則」
  - (6) 問題解決（生成する）
    - ルール・原理を適応し，問題解決のための高次のルールを生成する

- (7) **認知的方略**（cognitive strategy：採用する）
  - 個人の学習・想起・思考活動を制御する能力

- (8) **態度**（attitude：選択する）
  - 個人の選択行動を方向付ける恒常的な状態

- (9) **運動技能**（motor skill：実行する）
  - 縄跳びができる，自転車に乗れる
  - タスクは実行サブルーチン（手続き）であり，それ自体は運動技能ではない

テクニカル・シミュレーションにおいてはきわめて有用なツールとなります[14]。

シミュレーション医療学習は，医療者・チームの現場でのパフォーマンスを向上するために行いますが，「研修での学び」の成果を現場での活用（行動変容）に転換するのは容易ではありません．カークパトリックは現場で結果をだすための教育・研修のあり方を評価モデルとして提案しました（表8）[15-16]．レベル1の「反応」（リアクション）では，研修参加者が研修内容，インストラクターや教材，研修の場の環境などを含む研修の運営全体にどのような印象を受け，どんな感情を抱いているかを満足度として測定します．レベル2の「学習」（ラーニング）では，研修が責任を持って果たすべき知識・スキルを研修参加者が獲得したかどうかを筆記テストやスキルチェックにより測定します．教育・研修の目的は，不足している知識やスキルを学習者に付与することであり，そのためにうまく設計された教材を用い適切に学習が支援されれば，教育・研修で意図された知識，スキルや態度を獲得できるはずです．レベル2では期待通りの学習成果が達成されたかどうかを測定します．シミュレーション医療学習でレベル2の「学習」を達成するには，まずレベル1の「満足度」を高める必要があります．設定した状況やシナリオに学習者が自分との関連性（学習する目的や意義が自分のニーズに合っている）を見出せなかったり，インストラクションや教材がよく準備されていないような場合，学習者の学習活動への動機付けやシミュレーションへの能動的な参加が得られにくくなります．レベル1の評価が低い学習活動では，レベル2の「学習」成果を期待することは困難です．教育・研修の効果を高めるにはまずレベル1を達成することが重要になります．シミュレーション医療学習などの研修を効果的・効率的・魅力的に行ってレベル2の「学習」を達成するのは，レベル3の「行動」（ビヘイビア）を達成する前提条件になります．医療者・チームの患者安全能力を高めるためにシミュレーション医療学習を行う場合，現場で学習成果が使われること（レベル3）がゴールになりますが，それにはシミュレーション医療学習でレベル2（学習）を達成しておく必要があります．「学習」していないことを「行動」として求めることはできませんし，教育・研修で「学習」した知識，スキルや態度が現場での実習（看護実習やベッドサイドラーニングなど）や業務で活用されるためには，学習者が「学習」成果を現場で試してみることを許容し，機会を提供し，「学習」の「行動」化を支援する現場の雰囲気とスタッフの態度・学習支援力（これらを「現場での学び」と呼びます）が必要になります．シミュレーション医療学習という「研修での学び」が「現場での学び」と相乗的に機能し，レベル2の「学習」がつぎつぎとレベル3の「行動」に結びつくようになったとき，その職場はレベル4の「結果」（リザルト）を達成したと言ってよいでしょう．レベル4を達成した職場では患者安全が確保され，研修医と新人看護師の学習と成長も保証されます．

5．トレーニング・プロフェッショナル──現場を変革できる医療者の養成

日本医療教授システム学会は医療を変革する基盤は医療者・チームの学習と成長を支えるシステムだと考えています．医療者とは国家資格を有する医師・看護師・歯科医師，薬剤師などのコメディカルおよび救急救命士だ

表8　カークパトリックの教育・研修の評価モデル

レベル	評価項目	データ収集ツール
1．反応	学習者は教授（インストラクション）に満足したか？	・満足度アンケート
2．学習	どのような知識とスキルが身についたか？	・事後テスト（筆記テスト） ・スキルチェック，OSCE
3．行動	知識とスキルを仕事に生かしたか？	・職場での観察 ・フォローアップ調査
4．結果	患者のアウトカムに期待すべき成果をもたらしたか？　モラル，文化	・職場での観察，インタビュー ・従業員満足度，人材確保

けでなく，介護施設や自宅で医療行為・ケアを行う医療の実践者を含みます．医療者の学習と成長は，良質で安全な医療サービスを提供する必須要件です．

医療者の学習と成長を支援するには，医学・看護学にとどまらない広範な領域のサイエンスを横断的に活用した応用的な科学領域の開拓が必要であり，それが日本医療教授システム学会のサイエンス（医療職の能力開発に関わる総合科学）になります．

現状の医療が抱える課題を打開するには，医療者・チームの学習と成長を支援するシステムを迅速に開発し現場に導入する必要があります（rapid prototyping + Plan-Do-Check-Action サイクル）．日本医療教授システム学会ではそのモデルのデザイン，コンテンツの開発，そしてシステムとしての普及と改善を推進します．このような取り組みが現場で結果を出すには，医療系教育機関や医療機関の現場でシステムを運用し，医療者・チームの学習と成長を支援する専門職が必要と考えます．私たちはこの新たな専門職を「トレーニング・プロフェッショナル」とし，その養成プログラムを策定・実践することで次世代の卒前教育・卒後研修・生涯発達のあり方を提示するとともに医療の課題を打開できる医療者・チームの育成を推進していきたいと考えています．

文献

1) Committee on Quality of Health Care in America. Institute of Medicine./ 医学ジャーナリスト協会（訳）．(2000). 人は誰でも間違える：より安全な医療システムを目指して．東京：日本評論社．
2) 池上敬一．(2010). 「インストラクショナル・デザイン」．日本医学教育学会（編）．『医学教育白書』(pp.196-206). 東京：篠原出版新社．
3) Kern, D. E., Howard, D. M., Howard, P. A., et al./ 小泉俊三（翻訳），大西弘高（翻訳）．(2003). 医学教育プログラム開発－6段階アプローチによる学習と評価の一体化．東京：篠原出版新社．
4) Lave, J., Wenger, E./ 佐伯胖（訳）．状況に埋め込まれた学習―正統的周辺参加．(1993). 東京：産業図書．
5) 鄭仁星（編著），久保田賢一（編著），鈴木克明（編著）．(2008). 最適モデルによるインストラクショナルデザイン：ブレンド型eラーニングの効果的な手法．東京：東京電機大学出版局．
6) Seung Youn Chyung. (2008). *Foundations of Instructional and Performance Technology*. Massachusetts：HRD Press, Inc.
7) Institute of Medicine./ 医学ジャーナリスト協会（訳）．(2002). 医療の質－谷間を越えて21世紀システムへ．東京：日本評論社．
8) 日本医療機能評価機構．(2010). 医療事故情報収集等事業 平成21年 年報．http://www.med-safe.jp/pdf/year_report_2009.pdf
9) Mark Ralston (Eds.), Mary F. Hazinski (Eds.), Stephen M. Schexnayder (Eds.), Arno L. Zaritsky (Eds.), Monica E. Kleinman (Eds.), Subcommittee on Pediatric Resuscitation 2007-2008（著）．(2007). *Pediatric Emergency Assessment, Recognition, and Stabilization PROVIDER MANUAL*. American Heart Association.
10) 日本医療教授システム学会（監修），池上敬一（編著），浅香えみ子（編著）．(2008). 患者急変対応コース for Nurses ガイドブック．東京：中山書店．
11) Peter Dickmann (Eds.). (2009). *Using Simulation for Education, Training and Research*. Lengerich: PABST.
12) 大西弘高．(2011). 「シミュレーション教育のプログラム開発」．『シミュレーション医学教育入門』(54-61). 東京：篠原出版新社．
13) 山川肖美（著）．(2004). 「経験学習－D. A. コルブの理論をめぐって」．赤尾勝己（編）．生涯学習を学ぶ人のために．pp.141-169. 京都：世界思想社．
14) Gagne, R.M., Wager, W.W., Golas, K.C., Keller, J.M./ 鈴木克明（監訳），岩崎信（監訳）．(2007). インストラクショナルデザインの原理．京都：北大路書房．
15) Kirkpatrick, D.L., Kirkpatrick, J.D. (2006). *Evaluating Training Programs - The Four Levels* (3rd ed.). San Francisco: Berrett-Koehler Publishers, Inc.
16) 堤宇一（編著），青山征彦（著），久保田享（著）．(2007). はじめての教育効果測定－教育研修の質を高めるために．東京：日科技連．

原著

医療者の能力開発のための原理的研究リテラシー
―― メタ研究法としての SCRM（構造構成的研究法）の視座 ――

西條　剛央[*1]

抄録

　本稿は，医療者の能力開発という学際領域の学知構築システムの基礎となる原理的なリテラシーを提示することを目的とした．そのために，総合領域としての人間科学の信念対立を解消し，建設的なコラボレーションを可能とするためのメタ理論である構造構成主義に基づく SCRM（構造構成的研究法）をメタ研究法として導入した．最初に構造構成主義の基礎原理について説明した．次に SCRM を適用することで，方法の原理，理論の原理，評価の原理，研究の原理，論文の原理が研究実践に役立ちうることを議論した．最後に SCRM を実際に用いて実践することの必要性が強調された．

キーワード： 医療者の能力開発，SCRM，構造構成主義，構造構成学

Fundamental Research Literacy for Health Professionals
— From a structural-construction research method perspective —

Takeo Saijo [*1]

Abstract

　The purpose of this paper is to present fundamental literacy skills to form the basis for a cross-disciplinary knowledge building system to develop research ability in health professionals. In order to do this, the paper introduces the structural-construction research method (SCRM) as a meta-research method. SCRM is based on structural constructivism and was developed to resolve confrontation of beliefs in the human sciences. Firstly, the paper explains the basic principles and concepts of structural constructivism. Secondly, it argues that by applying SCRM, its principles regarding method, theory, evaluation, research and writing papers can be useful as fundamental research literacy when practicing research. Lastly, the paper emphasizes the necessity using SCRM when practicing research.

Key Words: health professional development, structural constructivist research method, structural constructivism, structural constructology

1. 問題

　本誌は「医療者の能力開発」に関する学知構築媒体として創刊されたものであり，医療界において重要な役割を果たすものになると思われる．医療者と一口に言っても，医師，看護師，薬剤師，理学療法士，作業療法士，検査技師といったように様々であり，それらの研究対象は自ずと異なってくるであろうし，同じ専門領域であっても研究関心も多種多様である．そして何を対象に，どのように問いを立てるかによって，臨床疫学的な量的研究から事例を扱う質的研究まで研究手法も様々である．このようなことからも「医療者の能力開発」は学際的な研究領域にならざるをえないことがわかる．

　学際性といえば響きは良いが，実は学際性を建設性につなげていくのはかなり困難な側面がある．学際領域の典型として「人間科学」という総合領域があるが，学際性を活かした建設的，創造的な学知構築の場になることは極めて稀であり，実際には様々な専門領域が集まることで対立や相互不干渉図式に陥ることが少なくない[1-3]．

　これは建設的な態度を持てば解決できるといった単純な問題ではない．同じ「質的」「研究」「科学」といっても，それぞれの根本動機も研究関心も，学範（discipline）や科学性，研究手法といった学的営みの基礎もずれているために――そしてそのズ

[*1] 早稲田大学大学院商学研究科　Waseda University Graduate School of Commerce
　〒169-8050　新宿区西早稲田1-6-1　e-mail: saijotakeo@gmail.com
受理日：2011年2月2日

レが明示化されていないゆえに——建設的にコラボレーションをしようとしても困難な構造になっているのである[4]．

したがって「医療者の能力開発」という学際的研究領域を扱う本誌を，より機能的な媒体としていくためには，研究に関する原理的なリテラシーを共有しておく必要がある．ここでいう「原理的なリテラシー」とは「～すべき」とか「～するものだ」といった倫理観や常識的なリテラシーのことではない．そうした「常識」が異なっているために学際領域において様々な信念対立が生じている以上，常識を基点とすることは，常識の違いを契機とした対立につながる可能性があり，本質的な解決をもたらすものにはならない．

ここでいう「原理的」とは「論理的に考える限り確かにそのように考えるのが妥当だと了解される可能性の高いこと」であり，原理性とは「普遍了解性」と言い換えてもよい．したがって「原理的リテラシー」とは「普遍了解性の高い理路からなるリテラシー」といったものになる．「方法とは何か」「理論とは何か」「研究とは何か」といった基本的な問いに対して，広く了解しうるような強靱な考え方となるリテラシーが整備されれば学知の建設的な発展につながっていくであろう．

2．目的

以上の問題意識から，本稿では，『医療者の能力開発』という学知構築システムの基礎となる「原理的な研究リテラシー」の一端を提示することを目的とする．

3．方法

上記の目的を達成するために，学際性を謳う総合領域としての人間科学の信念対立を解消し，建設的なコラボレーションを可能とするためのメタ理論である構造構成主義 (Structural constructivism) をベースに構築された SCRM (Structural-construction research method, 構造構成的研究法[5]) を導入する．

構造構成主義は『構造構成主義とは何か』[6]においてはじめて体系的に提示されたものであり，フッサールの「普遍学 (Universalwissenschaft)」[7]の確立といった理念を継承発展させたメタ理論である．認識論（現象学）ではフッサールと竹田青嗣，存在論ではロムバッハ[8]，記号学ではソシュールと丸山圭三郎，科学論は池田清彦といったように，認識論，存在論，記号論，科学論といったそれぞれの領域の諸成果を人間科学の原理として体系化したのが構造構成主義であり，最近では学的ツール性を強調するために「構造構成学」(Structural constructology) と呼ばれることもある[9]．近年は，その原理性から，人間科学的医学，医療論，看護学，チーム医療，EBM，EBN，NBM，QOL 理論，感染症学，障害論，医療教育，精神医療，作業療法，理学療法，認知運動療法，認知症アプローチ，リハビリテーションといった医療領域をはじめとして，教育学，心理学，社会学，文学，歴史学，といった様々な領域に導入・応用されている[10]．

SCRM とは，この構造構成主義をベースとして構築された領域やテーマを問わず機能する研究法である．これは既存の研究法がソフトだとすれば，それらの機能を十全に発揮させる OS (Operation system) となる原理的な研究法ということができる．以下，SCRM の理路がどのような問題に対して有効性を発揮しうるのか概説していく．

4．結果：原理的リテラシーとしての SCRM の機能

4.1 価値の原理

構造構成主義の中核原理である「関心相関性」を価値の側面に焦点化すれば「すべての価値は，欲望や関心，目的といったことと相関的に（応じて）立ち現れる」ということができる（価値の原理）．もともとは竹田[11]がニーチェ[12]の「力の思想」やハイデガー[13]の気遣い（関心）の議論を踏まえ，「欲望相関性」として概念化したものを，西條がフッサール[14]の志向性によって基礎づけることで中核概念として定式化したものである[15]．したがってこの原理を詳しく表記すれば「身体・欲望・関心・目的相関性」というものとなる．たとえば，普段は何の価値もなく目にも入らない（存在化しない）水たまりも，砂漠で死にそうなほど喉が渇いていたら貴重な存在として立ち現れ，高い価値を帯びることになる．

この価値の原理が，研究実践という意味でも，相互交流・評価という意味でも「医療者の能力開発」という学際領域の特性を十全に活かしていくためのコア概念になる．

4.2 方法の原理

従来の学問はそのテーマや領域を問わず，それぞれの方法論をより精緻化させ，様々な知見を生み出してきた．しかし，その一方で方法論を契機とした信念対立も生じてきた．質的研究と量的研究に代表される方法論間の対立はこの典型といえる．質的研究の市民権が広まる中で，かつてよりは相互理解が進んでいるものの，依然としてこうした対立が散見される．そして質的研究の普及にともない，現在では質的研究を標榜する研究者間においても流派間の対立が生じている．

こうした問題は，個別の研究法を学び，精緻化させることで解消することはできない．むしろ，特定の方法を用いて研究論文を生産し，有効性を発揮するほど，それを遵守すること自体が自己目的化してしまう「方法の自己目的化」[16]に陥ることも珍しくない．そしてそれぞれの正当性を訴えることにより，方法論間の対立に陥ってしまうのである．

こうした事態を解消するために有効性を発揮するのが「方法の原理」[17]である．「方法」とは必ず（1）特定

の状況・制約下で，(2) 特定の目的を達成するために使われる．そうしたものを我々は「方法」と呼んでいる．したがって，方法とは (1) 現実的制約・状況の中で，(2) 目的を達成される手段ということになる．また方法の有効性は (1) 現実的制約・状況と，(2) 研究関心・目的に応じて吟味され，選択すればよいということになる（方法の関心相関的選択）．

これによって「方法の自己目的化」に陥り，特定の方法を排除したりすることなく，目的に照らしてより有効な方法を選択肢したり，また必要に応じて修正したり[18]，新たな研究法を開発していく柔軟で建設的なあり方を自覚的に持つことができるのである．

4.3 理論の原理

異なる理論に依拠する研究者の間で信念対立に陥ることも珍しくない．理論を外部世界に対応したモノと考えてしまうと，背反する理論が実在するのはおかしいことになり，理論を契機とした信念対立に陥ってしまったり，自分が依拠する理論で説明できない現象を認めない偏狭な態度につながるおそれがある．ではどう考えればよいのか．

SCRMにおいて理論は「構造」ということになる．ここでいう「構造」とは「コトバとコトバの関係形式」のことである．したがってたとえば相対性理論［$E=mc^2$］も水の化学式［$2H_2 + O_2 = 2H_2O$］も，「コトバとコトバの関係形式」でできているのと同じように，質的研究において生成された概念やカテゴリーの関係図（モデル）も「構造」ということになる．またそれは文脈に応じて仮説，理論，法則，モデルといったように様々な呼び方をされる．そして関心に応じて様々な方法を用いることで構造は構成される．

したがって，「すべての理論（仮説・法則・モデル）は関心相関的にコトバで作られた現象を上手に説明するためのツール」ということにな

る．これが「理論の原理」である．そのように捉えることで，特定の理論に固執したり，理論を契機とした信念対立に陥ることなく，目的に応じて有効な理論を自覚的に選択することが可能になる（理論の関心相関的選択[19]）．

4.4 科学の原理

ポストモダンの代表的な思潮である社会的構築主義のように「科学的知見もすべて構築されたものだ」というのはたやすいが，しかし結局のところ科学とは何かについて広く了解できるような原理がなければ，それぞれの科学観を中心にせざるをえず，科学を巡る信念対立に陥ることになる．また「医療者の能力開発」において事例的な研究も大きな意義を持つことから，「一般化」も極めて重要な論件となる．

自然科学が対象とする事象，たとえばDNAは4種類の塩基から成り，その組み合わせで遺伝情報が決定されることから，ある種の病気はこの塩基配列（構造）から予測することができる．そうした事象と比較すると，コミュニケーション，医療行為，教育実践，経営活動，サービスといった事象を素朴に同じとみなすことは難しい．たとえば医療者の能力開発に関する事例は，基本的には指導者と学生といった特定の関係性において生じると考えられるため，その結果を自然科学と同じように即座に他の人間にも当てはまると考えることは無理がある．つまり，同一のコトバ（シニフィアン）で言い当てられる事象であっても，対象構造の同一性を前提とできない領域ほど，一般化が問題となるのである．質的研究に向けられる「その知見はどこまで一般化できるのか」という批判の背景にはそうした問題がある．

しかし突き詰めて考えれば，母集団から多標本を無作為抽出して，推測統計学を適用しても厳密な一般化は不可能なのである[20]．たとえば，2004年に行った5万人の派遣社員の意識調査の結果は，それがいくら統

計学的に有意な結果だったとしても，現在の派遣社員の意識調査に一般化はできないであろう．人間科学においては時間の経過とともに母集団そのものの構造が変化している以上，仮に全数調査が可能だったとしても，その知見を母集団に一般化することは不可能なのである．同じ理由から，得られた知見が50年後，10年後に当てはまる保証はないし，原理的には1年後，いや目の前の同一名からなる事象にすら当てはまる保証はない．量的研究は推測統計学により（確率論に基づき）一定の一般化可能性を担保してきたわけだが，現在，社会変化が益々加速するにしたがって，こうした原理的限界が顕在化しているといえよう．

他方で，質的研究は，対象構造の同一性を前提とできる程度が低いにもかかわらず，推測統計学を用いることもできなかったため，従来の質的研究者の対応の多くは，一般化という考え方がなじまないとしてこれを棄却するか（たとえば修正版グラウンデッド・セオリー・アプローチの提唱者の木下[21]など），そもそもこの厄介な問題をないものとして無視する（扱わない）といったものがほとんどであった．またリンカーンとグーバ（Guba, E. G.）[22]のように「一般化」から「転用可能性」へと問いを移行させる試みや，オリジナル版のグラウンデッド・セオリー・アプローチの創唱者の一人のグレーザー（Glaser, B. G.）[23]も転用可能性と類似した主張を展開しているが，どのように一般化すればよいのかといったことについての決定的な解答を与えられておらず，科学性の問題もクリアできていないのである[24]．

では，すべての科学といわれる営みに通底するポイントは何か．構造構成主義の科学論の中核を成す「構造主義科学論」によれば，科学とは「現象を上手に説明（予測，制御）できる同一性（構造）を追究する営み」というものになる．これは科学の営みの中核を言い当てたものであるため，質的・量的を問わず妥当す

る理路となる．

SCRM（構造構成主義）では，さらに広い意味での「科学性」を担保するために「構造（モデル・仮説・理論）を構成していくまでの諸条件を明示化していくこと」を科学性の条件として加えている[26,27]．すなわち，提起された構造は，どのような関心や目的を持つ研究者が，何を対象とし，どのような観点からどのようにデータを収集し，どのような観点からどのように分析をした結果得られたものなのか，その条件を開示していくことによって，その構造がどのような条件下で得られたものかを明示的に示すのである．

構造化に至る諸条件が開示されないならば，その論文の読み手，すなわち知見を受け取り活用する側は，そこで示された構造（知見）の有効性や限界を判断する材料がないことになってしまう．逆に構造化に至る諸条件の開示さえされていれば，その条件を勘案することで，読み手がその構造の有効性や射程を判断する可能性が開かれる．

これは質的研究のみならず，数量的研究にも妥当する理路であり，この場合，たとえば実験研究における「条件統制」は，このように条件を統制したという「条件開示」の一種ということになる．それと同様に，「信頼性」，「統計学的有意性」，質的研究における「厚い記述」といった既存の基準は，関心や対象の性質に応じて適した場合にのみ導入されるローカルな方法概念に位置づけられることになるのだ．

読者はその限定を踏まえつつ，研究を吟味することで，「構造化に至る諸条件は自分の扱っている症例に類似しているためこの知見（構造）はこの症例にも適用できる可能性がある」といったように，適切に知見の射程を判断することが可能になるのだ（これは「アナロジーに基づく一般化」と呼ばれる）．また構造化に至る諸条件を開示することで，批判的に吟味できるようになるため，広い意味での反証可能性も担保されることになる（この反証可能性は「関心相関的構造構成法」によって厳密に基礎づけられている[28]）．

ただし，構造化に至る条件はいくらでも想定しうるためすべての条件を挙げることは原理的に不可能である．では，構造化に至る諸条件を開示する際に，どういった条件を開示すればよいか．それは，構造化に至るまでの個人的な経緯を書きつづるということではない．たとえば単に「AとBのどちらにするかすごく迷ってAにしようと思ったけど最終的にはBにした」といった紆余曲折が書かれてあっても，論文を批判的に吟味できる材料にはならない．

そうではなく，構造化に至る諸条件は，研究の目的に照らし合わせつつ「方法枠組みなどの選択肢が想定できるポイント」や「構造化に影響すると考えられるポイント」「知見（構造）の射程と限界を判断するために重要と考えられるポイント」に焦点化して記述すればよいことになる．それによって，構造を提起（構成）する過程において下されてきた判断や決定を必要最低限の分量でまとめることが可能になる．そしてユーザー（読者）はそれを批判的に吟味することが可能になり，またより適切にその構造（仮説・理論・モデル）の射程（一般化して考えられる部分と範囲）を推測できるようになる．

ここまでの議論をまとめると，SCRMにおいては「事象の構造化」に「構造化に至る諸条件の開示」という条件を加えることで，構造主義科学論の予測可能性，再現可能性，制御可能性に加え，反証可能性，一般化可能性といった広義の科学性を担保することが可能になるのである．

以上のことから，科学的研究かどうかを評価したい場合は，【(1)現象をうまく予測，制御可能な構造を提示できているか，(2)構造化に至る諸条件を開示しているかどうか】の2点を評価すればよいことになる．

なお，これは上記の科学の定義が絶対に正しいということを主張するものではない．もしこれ以上科学性の条件を厳しくしたならば（例えば再現性や実験による検証），現場における一回起性性の強い事象を扱うことができず，医療者の能力開発に関するそうした研究を排除することになってしまう．それに対して，これ以上科学性の条件を緩い定義にしてしまうと（例えばテクストを用いれば科学である／記述すれば科学である），臨床記録もカルテも日記も科学ということになり，科学という用語を使う意味がなくなる．したがって，さしあたりこうした定義が質的研究にも量的研究にも妥当する有用なものであろう，ということなのである．

またこうした科学性の定義があることは，研究の自由度を低めるものではない．これによってむしろ，それぞれの研究関心を踏まえることなく「数が少ない」とナイーブに批判することが，批判としての体をなしていないことが明らかになる．さらにいえば，科学性を重視しない記述的理解を目指した研究などを行う場合には，そうした目的を自覚的に掲げることによって，そこに学術的意義が認められるならば，科学的かどうか自体が意味をなさないといった形で科学性を契機とした論難を退けることも可能になるのである．

4.5 評価の原理

SCRMには，様々なタイプの研究をより妥当に評価するための方法概念も備わっている[29]．以下それらについて概説する．

研究評価をする際，「質の低い論文が客観的に実在するから，自分はこの論文を質の低い論文だと思っている」という自然的態度に依拠していると妥当な評価ができないときがある．これを自然的態度というのは「質の低い論文が実在する→質の低い論文に見えている」という図式が，「○○というモノがあるから→○○が見える」という自然な認識図式と同型だからである．

自然的態度がなぜ問題になるのか．

それは「自分が質の低い論文と思っているのは、客観的に質が低いという事実があるからであって、その評価はまともな人が評価する限り決して変わらない」といったように自分の判断を絶対視する認識態度になってしまうためである。

したがってしなやかな評価を可能とするためには、自然的態度を現象学的思考へと変更していく必要がある。そのためにはまず、「良い／悪い」「価値がある／価値がない」といった確信（判断）をまずは括弧に入れて置いておくことが有効になる。これを「括弧入れ」（エポケー：判断中止）という。「私はこれを良い／悪い論文だと思っているが、私の判断が絶対ではないのだから、まずはその判断は横においておこう」というわけである。

さらに実感された価値判断に際して「そのような確信をもつに至ったのはなぜなのか？」というように確信した理由を遡及的に考えるようにする。これを「現象学的還元」と呼ぶ。「あくまでも判断しているのは私である。私はなぜこれを良い／悪いと判断しているのだろうか」と考えるわけである。

この際にも関心相関的観点は役立つ。この観点からすれば、ある研究に対して「価値がある／ない」といった判断するときにも、その価値評価は自分の欲望や関心といったことに応じて立ち現れる側面があることを明確に認識することが可能になる。それによって「○○という観点からみれば価値が見出せないが、□□という観点からみれば高い価値がある」といったように複眼的な評価が可能になるのである。

たとえばこの観点から洞察することで、仮に数量的な研究にしか価値を見出せない場合に「自分はこれまで全体的傾向や分布を捉えたいという関心があったため対象を数量化する量の研究が役立つと思っていたが、この研究が目的としている対象者の内的世界を知るためには、インタビューに基づく質的研究の方が適切かもしれない」と思い至る可能性が生まれるのである（これが「関心相関的評価」である）。

我々は「これは間違っている／正しい」といったように感じたり、確信したりすることがあり、そのこと自体は否定されるべきものではない。しかし、その直観を盲目的に信じることしかできなければ、ときに信念対立に陥ることになる。そのためこうした考え方が有効になるのである。

4.6 研究（論文）の原理

ポストモダンの台頭によって研究法が多様化すると同時に、研究の最も基礎的なフォーマットともいえる論文の「型」を巡っても様々な議論がなされている。たとえば、質的研究の動向としてインタビュー形式[30]や往復書簡形式[31]といった論文が、新しい形式の論文として専門誌に掲載されている。中でも往復書簡形式の論文では、16頁にも渡り2人の責任編者の「メールで実際にやりとりしたものをほぼそのまま」[32]掲載している。

しかし、もし新しければよいというのであれば、ブログとそのコメント欄も、チームミーティングの記録や臨床記録も「論文」ということになり、もはや「論文」というコトバを用いる意味もなくなってしまう。しかしながら他方で、本誌も準拠している世界標準の『APAマニュアル』[33]に代表される執筆マニュアル等を先験的に正しい規範とするならば、新しい形式の論文はすべて否定され、その道の発展可能性は閉ざされることになる。あるいはマニュアルを巡る信念対立に陥るのが関の山であろう。論文の新たなスタイルを意味ある形で拡張していくにはどうすればよいのか。現在、こうした論文の「型」を巡る新たな難問が生じている。

こうした難問を解消するためにも、今あらためて研究が研究として成立するための条件を見定める必要がある。

では研究とは何か。言い換えれば、研究論文が研究として成立するための条件とは何だろうか。結論からいえば、(1)形式的には「批判的に吟味できる可能性を担保していること」、(2)内容的には「学術的・実践的・社会的価値のある知見であること」、これが研究論文として求められる「公共性」ということになる。したがって「研究論文」とは、「(1)批判的吟味することが可能な形式と、(2)学術的・実践的・社会的価値のある内実（知見）を兼ね備えた『公共性』のある論文」ということができる。

この公共性を担保するために精緻化された論文スタイルが「SCRM論文型」[34]（スタイル）である。これは、【問題－目的－方法－結果－考察－引用文献】という標準的なスタイルからなるが、(1)批判的吟味を可能にする形式と(2)学術的・社会的意義のある内実といった「公共性」を担保するという目的に照らして機能的な型として提示されている。以下その概要を示す。

まず【問題】でその研究を遂行することがいかに学術的・実践的・社会的意義につながりうるのかを論証することで、「問題設定」の妥当性を吟味できるようになっている。そのためSCRM論文型では、後述する『APAマニュアル』のように「序文（introduction）」ではなく、「問題（problem）」と記載される。

次に、その研究の【目的】を明確に記載することで、その研究では何を行うのかを明らかにし、それによって読者は「結果」と照らしてその成否を検討できるようになっている。

【方法】は「目的」に照らして有効と考えられるどのようなフィールドや対象者や方法論などを選択したかを記載するセクションであり、目的と方法の整合性を吟味することが可能なセクションとなっている。

また【結果】はそうした「方法」を媒介として構成された「構造」ということになり、「方法」と「結果」の整合性を吟味することが可能となっている。

【考察】では結果の意義と限界を述べることで、その知見の射程を判断できるようになっている.

【引用文献】は本論に引用されている文献を辿ることでその引用や解釈の妥当性を吟味可能なセクションとなっている.

すなわち、SCRM論文型は、ユーザーが（1）問題設定の妥当性、（2）目的設定の妥当性、（3）方法選択の妥当性、（4）目的と結果の整合性、（5）方法と結果の整合性、（6）得られた知見の射程とその意義、（7）引用文献の適切性といった観点から「公共性」を担保（吟味）可能な機能的な型として提示されているのである.

4.7 APAスタイル再考

SCRM論文型は、本誌も準拠しており、世界で1000万人以上が活用しているといわれる世界標準のマニュアルである『APAマニュアル』の「実証研究論文」のスタイルと高い同型性が認められる. そのため、それとの差異を明示し、一般的なマニュアルとの違いを明確にすることで、SCRM論文型の意義を示す[35].

まずAPAスタイルはその名の通り、各セクションで何を書くべきか指示するマニュアルであり、SCRM論文型のように各セクションの機能や意味、それらの有機的な連関性などは論証されていない. そのため論文の型を巡る難問は解消できず、またその型の有機的な"機能"が明示されていないために、やや逆説的だがAPAスタイルのポテンシャルを十全に発揮することが難しくなっているのである.

また『APAマニュアル』において、このスタイルは実証研究の型として提示されており、総説、理論論文、方法論論文、事例研究論文に対して該当するものとはされていない. しかしSCRM論文型は公共性を担保する機能を有していることから、その他の様々なタイプの論文においても活用することが可能になっている. SCRM論文型は、APAスタイルの秘めているポテンシャルを顕在化させることで、より機能的で汎用性のスタイルに昇華したものなのである.

したがってSCRM論文型を基準に、新たなスタイルを採る論文に対しても、「公共性を担保するSCRM論文型と比較してより機能的であるときにはじめて学術的な意義を持つ」という観点から、その論文の型の機能や問題点を検討することも可能になる（その観点から先に挙げた論文の往復書簡スタイル自体には学術的意義は認められないことを論証している[36]）.

なお『APAマニュアル』（第5版）の邦訳版[37]について補足しておくと、邦訳版が公刊されたことは気軽に読めるという点でも、読者層を広げるという点でも大きな意義があったが、原文の重要なニュアンスが失われている箇所があるためその点には注意が必要である. たとえば、"introduction: development of the problem under investigation and statement of the purpose of the investigation" が日本語版では「序文：研究テーマの着想、経緯、および研究の目的」と訳されており、「研究の背景にある問題」というニュアンスが失われている.『APA』において——当然本誌でも——（個人的な）研究テーマの着想や経緯を書くことは基本的に求められていない.

また、「結果」について邦訳版では「実験・調査結果の報告」と記載されているが、原文は "reports of the results that were found（明らかになった結果の報告）" となっており、実験や調査に限定された記載はない. そもそも実証的研究については "Reports of empirical studies are reports of original research.（実証的研究のレポートはオリジナルの研究である）" とのみ記載されており、オリジナリティさえあれば実験や調査以外のタイプの研究を排除するものではないのである.

「考察」も「実験・調査結果の内容についての解釈と考察」と訳されているが、原文は "interpretation and discussion of the implications of the results.（結果のインプリケーション（含蓄・影響）に関する解釈と議論）" であり、やはり実験や調査に限定された記述はない. すなわちこの「考察」では結果のインプリケーション——学術的・社会的に何を意味するのか——を書くことが求められているのであり、邦訳版ではそのニュアンスが失われているのである.

これはおそらく単なる技術的な問題ではなく、訳者達の、というよりは我が国で流通している一定の「論文観」が反映した結果、こうした"異訳"になったと考えられる. 邦訳版を活用する際には、上述のような点を念頭に置いた上で、オリジナル版と併読することでより正確な理解が可能になるだろう.

4.8 論文の公共性評価法

次に、SCRM論文型に対して、「関心相関的論文構成法」[38]を評価軸へと反転させる形で導入することで、論文の公共性を評価することを可能とした「論文の公共性評価法」[39]について概説する. ここでは論証過程は省略して以下セクションごとに概説する（表1）.

公共性の担保という観点からすれば、【問題】では読者が問題設定の妥当性や学術的意義を吟味することが可能なように、[読み手が研究関心の妥当性を検討できるよう、(1)関連する先行研究に位置づけながら、(2)研究を行う意義を論じているか]が評価のポイントということになる.

【目的】は、研究の成否を判断するためのキーセクションということになる. そのため目的の書き方は語尾も含めて細かい調整が必要となることが多い. たとえば「〜の全貌を明らかにする」と「〜の実態を明らかにする」と「〜の構造の一端を示す」では目的のハードルの高さは異なる. したがって、【目的】においては[(1)その研究の成否も含めて判断できるように明示的かつ具体的に研究目的を書いてあるか、(2)「内容」からみて整合性のある目的設定

表1　論文の公共性評価法チェックリスト[40]

セクション	評価視点
問題	□読み手が研究関心の妥当性を検討できるように 　□(1) 関連する先行研究に位置づけながら 　□(2) 研究を行う意義を論じているか
目的	□明示的に研究目的が書いてあるか 　□(1) その研究の成否が判断できるほど明確に書いてあるか 　□(2) 結果からみて整合性のある（過大ではない）目的設定となっているか
方法	□(1) 目的を達成するために有効と考えられる方法枠組みを採用しているか □(2) その選択理由の妥当性を含めて検討できるように論じてあるか 　例「その目的を達成するために～に特化した○○が適切と考えられるため本研究では○○を採用することとする」
結果	□結果が研究の目的を達成できているか □方法と照らして整合性のある結果となっているか □そこでの目的を踏まえつつ、「～～（根拠）から、××といった解釈・批判・選択・結論を示すことができる」といった形で根拠を示した上で議論が展開されているか
考察	□目的に照らして関連する先行研究に位置づけながら 　□得られた知見の学術的意義・実践的意義・社会的意義を論じているか 　□知見の射程（有効な範囲と限界）について具体的に論じているか
引用文献	□引用先が辿れるよう（各種雑誌のフォーマットに沿った形で）正確に明記してあるか
留意点	この表は、(1) 論文の型を巡る難問が生じている状況を打開するために（目的）、(2)「公共性」が研究論文として成立するための一般条件になることを論証し、(3)「関心相関的論文構成法」を公共性を担保する機能を備えた「SCRM論文型」に組み込む形で導出したものである。本論を踏まえずにこのチェックリストを単なるマニュアルとして扱うことでは、その有効性を十全に発揮させることはできないため、少なくともSCRM論文型の機能を十分理解した上で活用することを推奨したい。

となっているか（研究内容に照らして過大な目的設定になっていないか）]が評価ポイントとなる。

【方法】は恣意性問題に陥らないためにも、選択した方法の妥当性を示すためにも、その後示される知見はどのような方法的条件のもとで得られたものかを示すためにも重要なセクションとなる。したがってたとえば、どのような関心を持つ研究者が、どのようにフィールドに関わり、どのような関係性の対象者に、どのようにアプローチして、どのようにデータを収集し、どのようなデータを得て、どのように分析（解釈）枠組みを採用したのかを明記してあるかが評価のポイントとなる。理論的論文の場合も、目的に照らして妥当な思考法、理論、方法概念を採用していることを論証してあるかが同じように評価ポイントになる。

またその際には、「その目的を達成するために～に特化した○○が適切と考えられるので、本研究では○○を採用することとする」といった形で論じることで、読者が選択理由の妥当性を吟味できるように記載されている必要がある。そうすることによってたとえば、「対象の内的世界を深く理解するという目的に照らせば、小数の項目からなる簡単な質問紙によってデータを収集するのは適切ではなく、じっくりとインタビューを行った方がよいのではないか」といったように目的に照らして方法選択の妥当性を吟味することも可能になるのである。

以上をまとめると【方法】では [(1) 目的に照らして有効な方法枠組みを採用しているか、(2) その選択理由の妥当性を含めて検討できるように論じてあるか] が評価のポイントとなる。

SCRMにおいて【結果】は「目的」を達成するために採用された「方法」を媒介に構成された「構造」ということになる。わかりやすくいえば、目の前にあるマス目の数を数えるという「目的」を達成するために、縦（6）と横（9）を掛け合わせるという「方法」を採用したところ「56」という「結果」が示されていたならば、「6×9＝54ではないか」といった形で「方法」と「結果」の整合性を吟味することが可能になる。またこの「結果」のセクションでは、公共性を担保するために、何らかの根拠（データ・テクスト・引用）を示した上で、解釈を提示したり、批判を展開したり、結論を示したり、新たな枠組みを示すことになる。

したがって、【結果】のセクションでは [(1) 結果が研究の目的を達成できているかどうか、(2) 方法と整合性がある結果となっているか] という観点から評価されることになる。また [そこでの目的を踏まえつつ、「～～（根拠）から、××といった解釈・批判・選択・結論を示すことができる」といった形で根拠を示した上で議論が展開されているか] が主な評価軸となる。

研究に公共性を備える観点からすると、【考察】は「その研究を行った意義」を論じるセクションということになる。したがってそれを評価視点に反転させれば、その研究によって従来の研究で示されてこなかった何が明らかになったのか、またそれはどのように実践に寄与しうるのか、社会にどのように貢献しうるのか、といったようにその研究の学術的・実践的・社会的意義などが論じてあることが、公共性のある論文と

しての評価ポイントとなる．

またその研究の射程が明示されていることも評価ポイントとなる．「この知見は〇〇といった事象の理解には役立つ可能性があるが，××どのような事象には当てはまらない可能性が高い」といったように有効性とリミテーション（限界）が記載してあることも評価ポイントになる．

以上をまとめれば，【考察】では[目的に照らして関連する先行研究に位置づけながら，(1)得られた知見の学術的・実践的・社会的意義が論じてあるか，(2)その知見の射程（有効な範囲と限界）について具体的に論じているかどうか]が評価の主軸となる．

【引用文献】のセクションは，他者が批判的に吟味できる可能性を残すという点で極めて重要な基準となる．したがって，引用文献欄では[引用先が辿れるよう（各種雑誌のフォーマットに沿った形で）正確に明記してあるか]が「公共性」の担保という観点から重要なポイントとなる．

「論文の公共性評価法のチェック項目」だけみれば，常識的で当たり前にみえるだろう．しかしこれは論文の型を巡る難問を解消するという目的を達成するために，研究が研究たりうるための条件が公共性にあることを同定した上で，論文を評価する上での底板となるクリティカルポイントを改めて明確にした点に意味がある．この評価法は，公共性の担保を基軸として構築されたため，研究論文である限りは，量的研究，質的研究，理論研究，総説などタイプを選ばずに汎用的に活用することができる．実際本稿は理論論文であるが，本稿自体をAPAスタイルよりも機能性の高いSCRM論文型のモデル（実例）として提示するために，あえてSCRM論文型に沿った形式で書かれている．

また査読の正当性や妥当性（適切性）を検討可能であるため，各種学会誌の査読システムなどにチェックリストとして導入することで，査読の水準を引き上げることが可能になると考えられる．

また本誌も含めた学術雑誌に論文を投稿する際の自己評価チェックリストとしても活用することができるだろう．これは熟練した研究者にとっては目新しいものではないと思われるが，研究論文の「型」がどのような機能を持ったものかを深く理解した上で執筆・評価することができれば，より効果的な洗練・精緻化が可能になると考えられる．また学生の指導にあたる際にも単にマニュアルに従わせることに留まらず，研究論文の型の意味（機能）を伝えることで，より本質的かつ効果的な教育を行うことも可能になるだろう．

5．考察

以上，医療者の能力開発の学知構築システムの基礎となる原理的なリテラシーとしてSCRMの基本的な理路を提示してきた．従来の研究法は「〇〇するのがよい方法だ」という形で様々なノウハウが論じられてきた[40]．それに対して本稿では「そもそも"よい"とはどういうことか（価値の原理）」，あるいは「方法の本質とは何か（方法の原理）」というメタレベルの問いに答える枠組みを提示してきた．

SCRMの射程を明らかにしておくと，これは既存の研究法を否定するものでも，無用にするものではない．むしろメタ研究法はOSとして機能することから，この原理的な研究リテラシーを身につけることによって，従来の個別の研究法をsoftwareとしてより十全に使いこなすことが可能になると考えられる．このメタ研究法によって「医療者の能力開発」の学知構築の基礎が整うことになり，——それがないよりは確実に——当該領域の進歩に貢献することが可能になるだろう（これが本稿の意義である）．

そのためには実際にこうしたリテラシーが広く共有されていく必要があるが，その点についていくつかの留意点を述べておきたい．SCRMは「信じるべき正しい理論」ではない．むしろ，各人が批判的に吟味・検討して，なるほど確かにそうだと納得するプロセスを通してはじめて「原理」として機能するツールである．また原理は知ってしまえば「当たり前」のように思えるものである．しかしSCRMの原理を知ること自体にはさほど意味はない．それらを知った上で深く理解し，高い水準で使いこなすことではじめて意味を持つということを忘れてはならないだろう．

なお，それぞれの理路は哲学的な原理に支えられているが，紙面も限られており本稿ではツールとしての使い勝手（わかりやすさ）を優先したため最低限の記述に留めた（これが本稿の限界でもある）．各概念の詳細については関連文献を参照していただければと思う．

本稿が『医療者の能力開発』における学知発展の一助となれば幸いである．

引用文献

1) 西條剛央．(2002)．人間科学の再構築1：人間科学の危機．ヒューマンサイエンスリサーチ，11, 175-194.
2) 西條剛央．(2003)．人間科学の再構築3：人間科学的コラボレーションの方法論と人間科学の哲学．ヒューマンサイエンスリサーチ，12, 133-145.
3) 西條剛央．(2003)．人間科学の再構築2：「人間科学の考え方」再考．人間科学研究，16, 129-146.
4) 西條剛央．(2005)．構造構成主義とは何か：次世代人間科学の原理．京都：北大路書房．
5) 西條剛央．(2009)．JNNスペシャル 看護研究で迷わないための超入門講座：研究以前のモンダイ．東京：医学書院．
6) 文献4)
7) Husserl, E. (1973). *Cartesianische Meditationen*. Haag: Martinus Nijhoff, S 浜渦辰二（訳）(2007). デカルト的省察．東京：岩波書店，p.33.
8) Rombach, H. (1971). *Strukturontologie: Eine Phanomenologie der freiheit*. Freiburg/München, Germany: Verlag Karl Alber Gmbh. 中岡成文（訳）

(1983). 存在論の根本問題：構造存在論. 京都：晃洋書房.
9) 文献5)
10) 現在200本を超える文献が公刊されている. 以下の「構造構成主義文献リスト」参照. https://sites.google.com/site/structuralconstructivism/home/literature_database
11) 竹田青嗣. (1994). 現象学は〈思考の原理〉である. 東京：筑摩書房.
12) Nietzsche, F. (1880-1888). *Der Wille zur Macht*. 原佑 (訳) (1993). 権力への意志 (上・下). 東京：筑摩書房.
13) Heidegger, M. (1927). *Sein und Zeit*. Halle a.d.S.: Niemeyer. 細谷貞雄 (訳) (1994). 存在と時間 (上・下). 東京：筑摩書房. pp.25-101 (上).
14) Husserl, E. (1976). *Die Krisis der europäischen Wissenschaften und die transzendentale Phänomenologie: Eine Einleitung in die phänomenologische Philosophie*. Haag: Martinus Nijhoff, S. 192. 細田恒夫・木田元 (訳) (2006). ヨーロッパ諸学の危機と超越論的現象学. 東京：中央公論新社. p.141.
15) 文献4) の4章
16) 西條剛央. (2008). ライブ講義・質的研究とは何か：SCQRM アドバンス編. 東京：新曜社. p.57.
17) 文献5) の pp.10-16.
18) 修正していく方法については, 文献5) の pp.18-22.
19) 文献5) の pp.23-28.
20) 文献5) の pp.100-102.
21) 木下康仁. (2003). グラウンデッド・セオリー・アプローチの実践：質的研究への誘い. 東京：弘文堂.
22) Lincoln, Y.S. & Guba, E.G. (1985). *Naturalistic inquiry*. London: Sage Publications Ltd. pp.297-298.
23) Glaser, B. G. (1992). *Basics of grounded theory analysis: Emergence vs. forcing*. Oxford: Sociology Press. pp.116-117.
24) 議論の詳細は以下の文献を参照のほど. 西條剛央. (2008). ライブ講義・質的研究とは何か：SCQRM アドバンス編. 東京：新曜社. 第21回.
25) 池田清彦. (1998). 構造主義科学論の冒険. 東京：講談社. (初出は1990年, 毎日新聞社公刊)
26) 構造主義科学論は主に自然科学を念頭に作られた科学論であり,「科学的営みの本質とは何か」という問いに答える理路となっている. それに対して構造構成主義は——構造主義科学論の理路を踏まえつつ——「人間科学における科学性の条件とは何か」と問い方を深化させており, それがそれらの理路の相違点にもつながっている.
27) SCRM の科学論に関する議論の詳細は, 文献4) の pp.102-133, 文献5) の pp.40-45, 文献24) の pp.153-192を参照のほど.
28) 文献24) の pp.185-186.
29) 文献5) の pp.114-119.
30) 川喜田二郎, 松沢哲郎, やまだようこ. (2003). KJ法の原点と核心を語る——川喜田二郎さんインタビュー. 質的心理学研究, 2, 6-28.
31) 伊藤哲司・矢守克也. (2009).「インターローカリティ」をめぐる往復書簡. 質的心理学研究, 8, 43-63.
32) 文献31) の p.60.
33) American psychological association. (2009). Publication manual of the American psychological association (sixth edition).
34) 文献5) および文献35).
35) 西條剛央. (2011). SCRM における「論文の公共性評価法」の定式化：論文の「型」を巡る難問解消に向けて. 構造構成主義研究, 5, 242-275.
36) 詳細は文献35) を参照のほど.
37) American psychological association. (2004). *Publication manual of the American psychological association* (fifth edition). 江藤裕之, 前田樹海, 田中建彦 (訳) (2004). APA論文作成マニュアル (第五版). 東京：医学書院, p.4.
38) 西條剛央. (2005). 質的研究論文執筆の一般技法——関心相関的構成法. 質的心理学研究, 4, 186-200.
39) 文献35)
40) 文献35) に基づき作成した.
41) たとえば以下の文献をはじめとして良書は多数出版されている. 高橋順一・渡辺文夫・大淵憲一 (編) (1998). 人間科学研究法ハンドブック. 京都：ナカニシヤ出版.

室温保存（30℃以下、禁・凍結）です。

血液凝固阻止剤
生物学的製剤基準　〈乾燥濃縮人アンチトロンビンIII〉

特定生物由来製品
処方せん医薬品（注）

献血ノンスロン® 1500注射用

薬価基準収載
（1500単位/瓶）

注）注意－医師等の処方せんにより使用すること

【禁　忌】（次の患者には投与しないこと）
本剤の成分に対しショックの既往歴のある患者

【原則禁忌】（次の患者には投与しないことを原則とするが、特に必要とする場合には慎重に投与すること）
本剤の成分に対し過敏症の既往歴のある患者

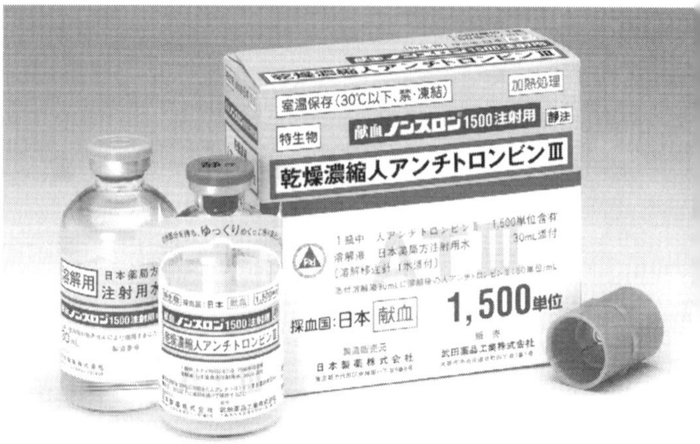

効能・効果
◇先天性アンチトロンビンIII欠乏に基づく血栓形成傾向
◇アンチトロンビンIII低下を伴う汎発性血管内凝固症候群（DIC）

用法・用量
本剤1瓶を添付の注射用水（30mL）で溶解し、緩徐に静注もしくは点滴静注する。
◇先天性アンチトロンビンIII欠乏に基づく血栓形成傾向：
本剤1日1,000～3,000単位（又は20～60単位/kg）を投与する。なお、年齢、症状により適宜減量する。
◇アンチトロンビンIII低下を伴う汎発性血管内凝固症候群（DIC）：
アンチトロンビンIIIが正常の70％以下に低下した場合は、通常成人に対し、ヘパリンの持続点滴静注のもとに、本剤1日1,500単位（又は30単位/kg）を投与する。
ただし、産科的、外科的DICなどで緊急処置として本剤を使用する場合は、1日1回40～60単位/kgを投与する。なお、年齢、体重、症状により適宜増減する。

〈用法・用量に関連する使用上の注意〉
（1）出血検査等出血管理を十分行いつつ使用すること。
（2）ヘパリンの併用により出血を助長する危険性のある場合は本剤の単独投与を行うこと。
（3）DICの場合におけるヘパリンの1日持続点滴は、通常10,000単位が適当と考えられるが、臨床症状により適宜増減すること。ただし、ヘパリンの投与は1時間あたり500単位を超えないこと。

使用上の注意
1. 慎重投与（次の患者には慎重に投与すること）
（1）溶血性・失血性貧血の患者［ヒトパルボウイルスB19の感染を起こす可能性を否定できない。感染した場合には、発熱と急激な貧血を伴う重篤な全身症状を起こすことがある。］
（2）免疫不全患者・免疫抑制状態の患者［ヒトパルボウイルスB19の感染を起こす可能性を否定できない。感染した場合には、持続性の貧血を起こすことがある。］

2. 重要な基本的注意
［患者への説明］
本剤の投与にあたっては、疾病の治療における本剤の必要性とともに、本剤の製造に際し感染症の伝播を防止するための安全対策が講じられているが、ヒト血液を原料としていることに由来する感染症伝播のリスクを完全に排除することができないことを、患者に対して説明し、理解を得るよう努めること。
（1）本剤の原材料となる献血者の血液については、HBs抗原、抗HCV抗体、抗HIV-1抗体、抗HIV-2抗体及び抗HTLV-I抗体陰性で、かつALT（GPT）値でスクリーニングを実施している。さらに、プールした試験血漿については、HIV-1、HBV及びHCVについて核酸増幅検査（NAT）を実施し、適合した血漿を本剤の製造に使用しているが、当該NATの検出限界以下のウイルスが混入している可能性が常に存在する。その後の製造工程である65℃、96時間の加熱処理及びウイルス除去膜によるろ過処理は、HIVをはじめとする各種ウイルスに対し、不活化・除去作用を有することが確認されているが、投与に際しては、次の点に十分注意すること。
　1）血漿分画製剤の現在の製造工程では、ヒトパルボウイルスB19等のウイルスを完全に不活化・除去することが困難であるため、本剤の投与によりその感染の可能性を否定できないので、投与後の経過を十分に観察すること。
　2）現在までに本剤の投与により変異型クロイツフェルト・ヤコブ病（vCJD）等が伝播したとの報告はない。しかしながら、製造工程において異常プリオンを低減し得るとの報告があるものの、理論的なvCJD等の伝播のリスクを完全には排除できないので、投与の際には患者への説明を十分行い、治療上の必要性を十分検討の上投与すること。
（2）ショック等の重篤な副作用を起こすことがあるので、使用にあたっては、経過を十分観察すること。
（3）本剤を、緊急措置以外にDICの治療に使用する場合にあたっては、患者のアンチトロンビンIII値が正常の70％以下に低下している場合においても、本剤の投与が医療上必要であると判断されたときに使用すること。
（4）本剤の使用にあたっては、少なくとも2日以上使用してその効果を判定し、使用の継続を判断すること。

3. 相互作用
［併用注意］（併用に注意すること）

薬剤名等	臨床症状・措置方法	機序・危険因子
抗凝固剤 トロンボモデュリン アルファ（遺伝子組換え）製剤等	本剤の作用が増強するおそれがある。	併用により、抗凝固作用が相加的に作用する。

4. 副作用
本剤は使用成績調査等の副作用発現頻度が明確となる調査を実施していない。（再審査対象外）
（1）重大な副作用
　ショック、アナフィラキシー様症状（頻度不明）：ショック、アナフィラキシー様症状があらわれることがあるので、観察を十分に行い、呼吸困難、喘鳴、胸内苦悶、血圧低下、チアノーゼ等が認められた場合には投与を中止し、適切な処置を行うこと。
（2）その他の副作用

	頻　度　不　明
過敏症（注）	発疹、蕁麻疹等
肝　臓	AST（GOT）、ALT（GPT）の上昇等
消化器	嘔気、嘔吐
その他	悪寒、発熱、頭痛、胸部不快感、好酸球増多

注）このような場合には投与を中止し、適切な処置を行うこと。

■ 使用上の注意の詳細および取扱い上の注意等については、添付文書をご参照ください。

製造販売元〔資料請求先〕
日本製薬株式会社
〒101-0031 東京都千代田区東神田一丁目9番8号

販売
武田薬品工業株式会社
〒540-8645 大阪市中央区道修町四丁目1番1号

2009年12月作成（K）

原 著

6年制薬学教育における初年次教育の新しいカテゴリー：振り返りシートを用いたライフスキルの解析

内海 美保[*1]　大西 弘高[*2]　山岡 由美子[*1]

抄録

【背景と目的】近年，高等教育および諸環境の変化に伴い初年次教育の必要性が強調され，大学教育学会は8つのカテゴリーを挙げた．神戸学院大学薬学部では，新たにライフスキルというカテゴリーを見出した．本研究の目的は，ライフスキルのうち達成された内容を明らかにし，このカテゴリーの妥当性を示すことである．

【方法】神戸学院大学薬学部1年次生240名が，KJ法およびセルフアセスメントシートを用いて，1年間で達成できたこと，成長したことに関する小グループでの振り返りを行った．うち，生活面に関する記載内容を，2名の研究者が独立にカテゴリー化し，記述統計によって解析した．

【結果】セルフアセスメントシートに記載された生活面での記載内容は676個で，うち時間管理に関するものが213個（31.5%）で最も多かった．時間管理のうち最も多かったのは，睡眠時間の管理であり103個であった．

【考察】睡眠時間の管理に代表されるライフスキルは，従来の初年次教育で指摘されていた時間管理とは異なり，大学以外の場所での生活上のスキルとして独立していた．医療系学部教育においては，時間管理は生涯にわたって必要な能力であり，ライフスキルの能力開発の重要性が示唆された．

キーワード：薬学教育，振り返り，KJ法，学習支援，初年次教育

A new category of the first-year experiences in 6-year pharmaceutical education: The analysis of "Life skills" using reflective comments

Miho Utsumi [*1]　Hirotaka Onishi [*2]　Yumiko Yamaoka [*1]

Abstract

[Background] With the recent change of university education and various environments, necessity of education for first-year experience is emphasized. Japanese Association of First-year Experience at Universities and Colleges (JAFEUC) proposed eight categories of first-year experiences. In Faculty of Pharmaceutical Sciences, Kobe Gakuin University, we identified a new category of life skill. The objective of this study is to specify the contents achieved within life skill category and to prove the validity of the new category.

[Methods] Two hundred and forty first-year students in Faculty of Pharmaceutical Sciences, Kobe Gakuin University conducted a reflection session in small groups regarding what they achieved and made progresses in a year by using KJ method and self-assessment sheet. Only the contents of life aspects were independently categorized, counted and analyzed by descriptive statistics.

[Results] The number of description of life aspect on the self-assessment sheet was 676 and of those the most frequent category was time management (the number was 213–31.5%). The most frequent category of what they achieved was the management of sleep time (103 descriptions).

[Discussion] Life skill, typified by sleep time management in our study, was different from time management skill pointed out by JAFEUC because it was off-campus life skill. Since time management in health professional undergraduate education should be developed throughout life, the importance of capacity building was suggested.

Key Words: pharmaceutical education, reflection, KJ method, learning support, first-year experience

[*1] 神戸学院大学薬学部　Faculty of Pharmaceutical Sciences, Kobe Gakuin University [〒650-8586 神戸市中央区港島1-1-3　e-mail: miho@pharm.kobegakuin.ac.jp]
[*2] 東京大学医学教育国際協力研究センター　International Research Center for Medical Education, University of Tokyo, e-mail: onishi-hirotaka@umin.ac.jp

受理日：2010年11月22日

背景と目的

初年次教育の動向と位置づけ

近年,情報社会から知識基盤社会への移行が図られるなかで,わが国の大学・短期大学への進学率は58.7%(2009年度)[1]と入学者数が当該年齢人口の半数を超える「ユニバーサルアクセス段階」に突入している[2].このような高等教育およびそれらを取り巻く諸環境の変化に伴い,初年次教育の必要性が強調されるようになっている.

初年次教育とは,現在,多義的に用いられているが,中央教育審議会による2008年12月の答申「学士課程教育の構築に向けて」では,「高等学校や他大学からの円滑な移行を図り,学習および人格的な成長に向け,大学での学問的・社会的な諸経験を成功させるべく,主に新入生を対象に総合的に作られたプログラム」,あるいは「初年次学生が大学生になることを支援するプログラム」と定義されている.また,初年次教育は専門教育の基礎としての「導入教育」より幅広い意味を持っており,さらに,国際的な動向からみても,高校までの復習である「リメディアル教育」とは明確に区別されている(図1)[3].また,大学における講義や各プログラムが個別に存在していたものを有機的に連携させ,組織化するといった特徴を有している[3].

昨今,このような教育が重要視されるようになった背景には,青年人口の減少や高等教育機関に入学する学生の多様化,高等教育予算の削減,不況からの就職市場の悪化など多数の要因が挙げられている[3].これらの要因は,経済・社会システムの変動や教育政策・行政面での変革と複雑に絡み合い,現在の様々な教育問題を引き起こしている.例えば,2006年度には,新学習指導要領による教育,いわゆる「ゆとり教育」を受けた学生が入学し,翌年2007年度には,大学・短大の志願者数が入学者数と一致する「大学全入時代」を迎えている.この事態は,学生の学力低下など数々の教育問題と密接に関わっているが,大学には,従来のように質の高い学生ばかりを選択する余地がなくなってきている.そのためか,高等教育機関に入学してきたばかりの新入生をみると,学習面や生活面での様々な弊害により,学習に臨むまでの準備状態(readiness)を自身の力で十分に整えることができない場合が増えている.しかし,大学は,倒産の危機を免れるためには,自ら教育改革を図り,このような深刻化する問題にも柔軟に対応することが必至の状態である.このような流れの中から,新たに注目されてきたのが,初年次教育である.

1979年に発足された「一般教育学会」は,1997年に「大学教育学会」へと学会名を改め,2004年に,「初年次教育・導入教育」研究委員会を設置している.また,2005年には「日本リメディアル教育学会」が発足され,2008年には「初年次教育学会」が設立されている[4].このように,国公私立,学問系統を問わず,初年次教育への関心は年々高まりを見せている.

薬学教育の現状と課題

質の高い薬剤師を養成し,医療の質を向上させるという目的のもと,薬学部は2006年度に6年制(一部,4年制を併設する大学もある)に移行した.これに伴い,各大学では薬学教育モデル・コアカリキュラムに準じた知識教育に加えて,医療人教育に重点が置かれた技能・態度教育が行われるようになった.一方で,薬学部は2003年度以降,新設校の開設が相次ぎ,総定員数は1.62倍に膨れ上がった[5].また,薬学の修業年限が4年から6年へと延長されたことも一因となり,各大学の入学志願者数は激減している[6].これにより,従来の4年制の薬学部であれば,入学できなかったような偏差値の低い学生も薬学部に入学できるようになり,基礎学力の低下は否めない状態になっている.さらに,学力に依存しないマナーやモラル,生活態度までもが目立つようになり,学生の多様化が進んでいる.しかし,このような学生に対しても,将来,独立した医療人として,薬剤師としての専門性を優に発揮し,実務の中で生じる様々な問題にも柔軟に対応できるように適切な方向付けをするためには,初年次の段階で,まず高校から大学への円滑な移行(独立,移行,適応の3段階)を図り,上級学年へのスムーズな橋渡しを厳しく,また手厚くフォローする必要性が生じている.

神戸学院大学薬学部における初年次教育の取り組み

神戸学院大学薬学部における初年次教育は,豊かな人間性を育み,医

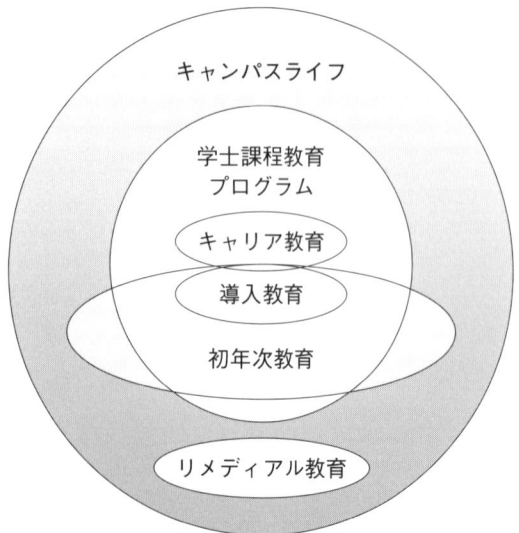

図1 初年次教育・導入教育・キャリア教育・リメディアル教育の関係

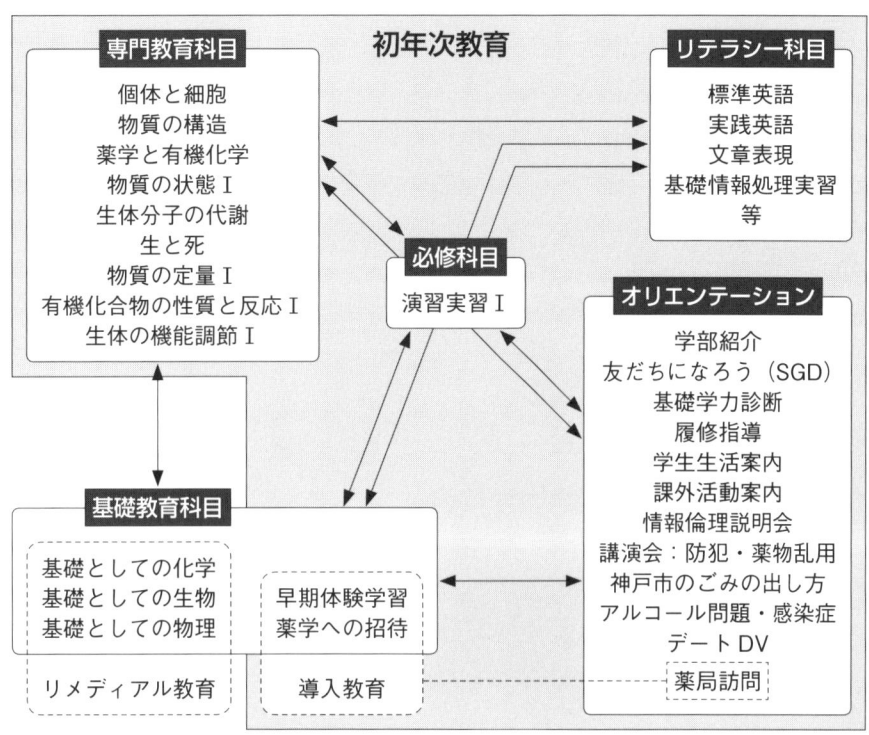

図2　神戸学院大学薬学部における初年次教育

療人，薬剤師としての職業観や倫理観の涵養をめざした「医療人教育」を実践することを念頭に，2006年度に6年制薬学教育が開始された当初より実施されている．具体的には，薬学部専用の初年次教育支援室を設け，学部教員が常駐し，日常的に学生の指導，支援にあたっている．また，通年で開講されている「演習実習Ⅰ（**表1**）」を中心に，4つの要素（「薬学を学ぶための高いモチベーション」，「医療人としての心構え」，「大学で学ぶための基礎学力」，「大学で学ぶための学習技術」）を身につけさせることを目標に取り組んでいる．さらに，演習実習Ⅰと他の1年次配当科目群やオリエンテーションをはじめとする他のプログラムとを上手く連動させ，各教員が共通の認識のもと取り組むことで，初年次教育全体の内容の統一および充実を図っている（**図2**）．例えば，基礎情報処理実習においては，パソコンによるレポートの作成やパワーポイントの使用法，表計算ソフトの利用法などを学び，演習実習Ⅰでのレポートやグループ発表における活動の基礎を作る．文章表現では，言葉による意思の伝達を可能にすること

を目標に，自己の取り組みを記録する以外に敬語の使い方やお礼状の書き方を学ぶ．これらにより，早期体験学習の訪問時や他の人間関係構築の場面での基礎を作る．また，演習実習Ⅰや文章表現で実施している服薬指導や疑義照会のロールプレイを通して，薬剤師としてふさわしい応対を身につけさせるだけでなく，文章表現では，論文の書き方や履歴書の書き方など，上級学年や薬剤師になる上で必要な文章表現能力を身に

つけさせる．さらに，演習実習Ⅰと専門教育科目との内容を関連させ，専門教育科目の補習や補完を行っている．

本初年次教育における教授法の特徴は，学習目標の設定や自己の取り組みに関する省察（振り返り）を各学生に徹底して行わせている点である．具体的には，演習実習Ⅰにポートフォリオ（**図3**）を導入し，毎時間学習目標の設定や省察を行わせ，「セルフアセスメントシート（**図**

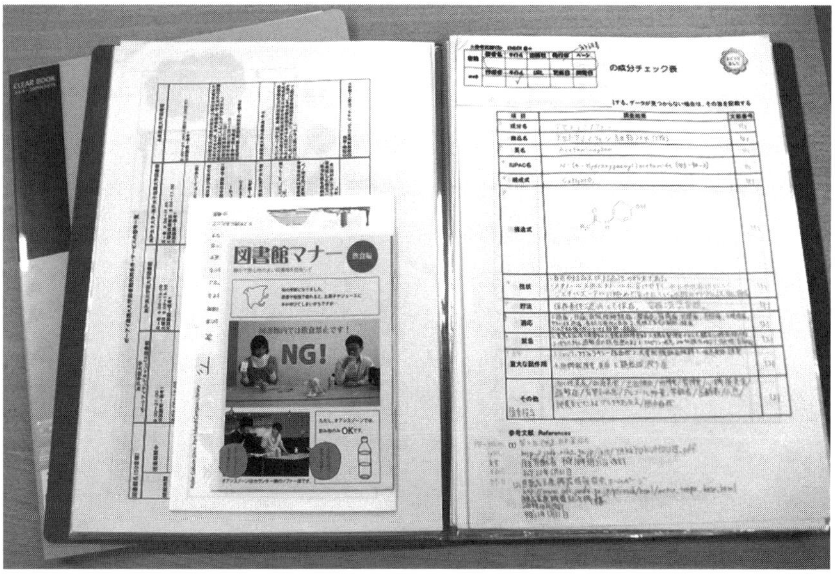

図3　演習実習Ⅰで導入するポートフォリオ

表1　演習実習Ⅰの内容

区分	週	タイトル	演習内容	方略 学習方法	方略 物的資源	方略 人的資源
前期	1	図書館と情報収集	図書館ツアーを行い，図書館の利用法，情報検索の手法等を学ぶ・レポートの書き方の習得・レポート作成	講義・演習・図書館見学	PC・プリント・図書館他	図書館職員
前期	2	植物細胞の観察	顕微鏡の使い方の習得・ニンニクの根端（分裂組織）の体細胞分裂を観察・スケッチ・レポート作成	実習	PC・プリント・顕微鏡・玉葱他	
前期	3	風邪薬の調査	局方や添付文書を用いて市販の薬の一般名，化学式，薬効，副作用，保存法などを調査・レポート作成	演習：SGD・情報検索他	PC・プリント・医薬品他	
前期	4	風邪薬の選択と服薬指導	自分達の調べた風邪薬の中から症例に合った風邪薬を選択する・グループ討論と発表・来局者対応のロールプレイ	演習：SGD・ロールプレイ・プレゼン他	PC・OHP・シナリオ・医薬品他	模擬患者
前期	5	動物細胞の観察	顕微鏡で鶏肉の軟骨組織，硬骨組織及び筋組織を観察・スケッチ・レポート作成	実習	PC・プリント・顕微鏡・鶏肉他	
前期	6	薬局でのDI業務・調査	薬局におけるDI業務を想定した，ある症例に関する調査・情報収集・レポート作成	演習：SGD・情報検索他	PC・プリント・医薬品他	
前期	7	薬局における患者応対	調査した症例について小グループ討論と発表・来局者対応のロールプレイ	演習：SGD・ロールプレイ・プレゼン他	PC・OHP・シナリオ・医薬品他	模擬患者
前期	8	薬草園見学	薬草園にある生薬及びその基原植物について調査・薬草園で植物の観察・レポート作成	講義・演習・薬草園見学	PC・プリント・薬草園他	薬草園管理員
前期	9	不自由体験	キャンパス内を車椅子で移動・問題点や改良点について小グループ討論と発表	実習・SGD・プレゼン他	PC・OHP・車椅子他	
前期	10	臨床技能実習・救命講習会	バイタルサインの測定やフィジカルアセスメントなどを学生相互に実施・普通救命講習	実習	PC・プリント・メディカルツール他	上級生
後期	1	脳死と臓器移植の調査	脳死や臓器移植について調査・小グループ討論・レポート作成	演習・SGD・情報検索他	PC・プリント他	
後期	2	臓器移植に対する賛否	調査結果の発表・身内が臓器提供の可否を問われた場合を想定したディベート	演習・SGD・プレゼン・ディベート他	PC・プロジェクター他	
後期	3	DNAの抽出	玉葱および鶏レバーからDNAを抽出・観察・基本的な実験操作の習得・レポート作成	実習	PC・プリント・顕微鏡・試薬他	
後期	4	薬剤師の禁煙活動	薬剤師の禁煙活動について講演・その後小グループ討論・禁煙指導のロールプレイ・レポート作成	講演・ロールプレイ	PC・ビデオ・パンフレット他	臨床薬剤師・模擬患者
後期	5	分子モデルの扱い	CPK型分子モデルで有機化合物を作成・基本的な分子モデルの扱い方の練習・小グループ討論	演習・SGD	PC・プリント・分子モデル他	
後期	6	医薬品の分子モデル作成	CPK型分子モデルを使ってグループで医薬品分子を作成・作成したモデルについて発表	演習・SGD・プレゼン	PC・プリント・分子モデル他	
後期	7	誕生に関わる問題の調査	誕生にかかわる倫理的問題に関する調査・発表用資料の作成・映写会"エンジェルスノー"・レポート作成	演習・SGD・情報検索他	PC・プリント・ビデオ他	
後期	8	出生前診断に対する賛否	調査結果の発表・先天的異常をもつ子供が生まれる可能性がある場合を想定した出生前診断の可否を小グループ討論・発表	演習・SGD・プレゼン・ディベート他	PC・プロジェクター他	他学部学生・上級生
後期	9	薬害についての調査	代表的な薬害についてその社会的背景等を調査・発表・レポート作成	演習・SGD・情報検索他	PC・プリント他	
後期	10	薬害被害者の講演	薬害被害者の方による講演・私たちに何ができるかについて小グループ討論と発表・レポート作成	講演	PC・ビデオ・パンフレット他	薬害被害者及びその家族
後期	11	1年間のまとめ	1年間を振り返って達成できたこと・成長したことをKJ法により抽出・発表・セルフアセスメントシートの作成	演習・SGD・プレゼン	模造紙・文殊カード他	上級生

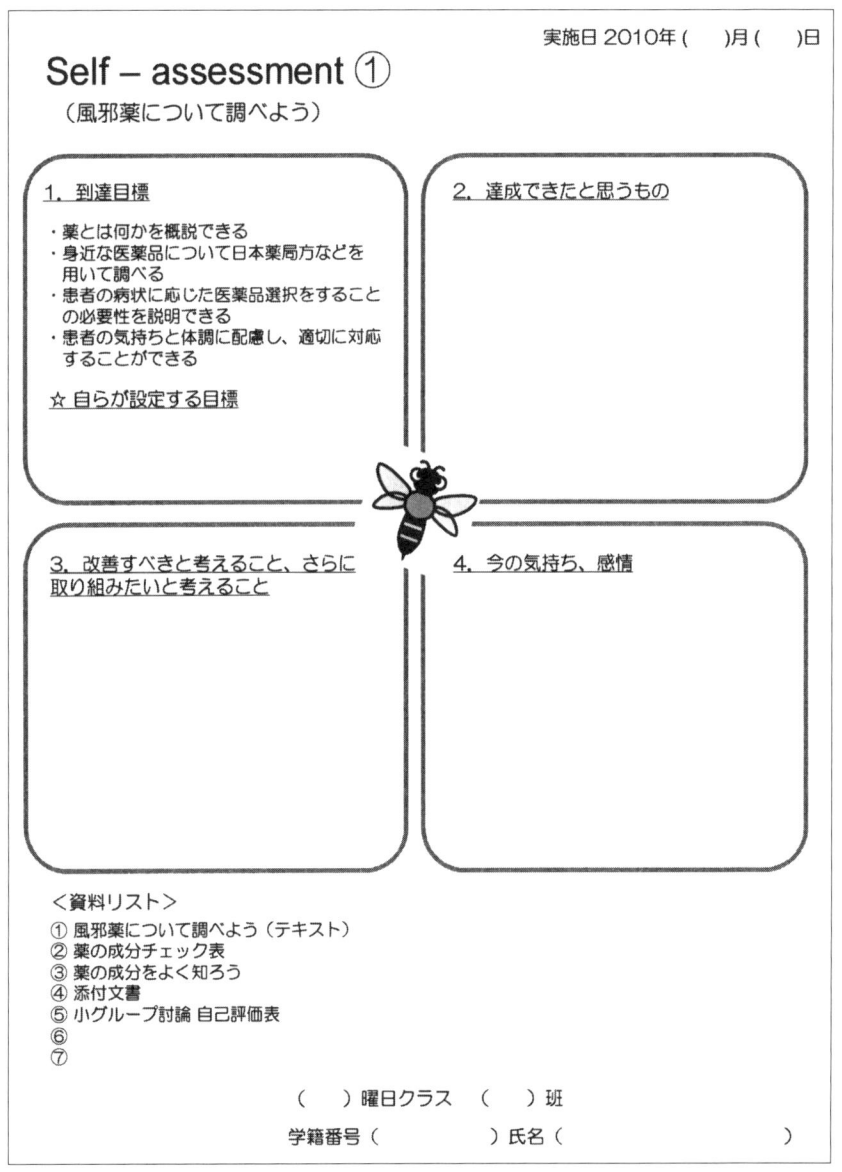

図4 演習実習Ⅰでの省察に用いるセルフアセスメントシート（年間12種類）

4)」に記入をさせている．これらを通じて，高等学校まではあまり勉強をする習慣がなかった学生にも，大学生としての自己決定型学習を意識させ，専門教育科目において単位の取りこぼしのないような注意を促している．しかしながら，学習面以前に，生活面において自己の問題を自身の力で解決できない学生が多く存在する．このため，成績不振者やうまく大学生活に馴染めていない学生を対象に，個人面談や直接指導を頻繁に行い，学習面および生活面の両面からの支援を展開している．

本研究の目的

2008年に実施された大学教育学会第30回大会においては，初年次教育として大学が学生に教育，および支援すべき8つのカテゴリーと具体的な取り組みが整理されている（表2）．これらを受けて，筆者らはさらに医療系学部である薬学部の初年次教育で取り組むべき内容を検討する観点から，入学後4ヶ月の時点でのセルフアセスメントシートを調査した．その結果，表2の項目以外に，"ライフスキル（大学以外の場所での生活上のスキル）" と "ソーシャルスキル（人間関係の構築に関連したスキル）" という新たなカテゴリーが見出された．本研究の目的は，

表2 初年次教育に盛り込むべきとされる8つのカテゴリー

カテゴリー	主な事例	
	学習者が習得・取り組むべきもの	目標達成のために必要な教育的環境
スタディスキル	日本語表現法，論文の書き方，プレゼンテーション，ノートテイキング，コミュニケーションのとり方	入門ゼミ，ピアグループの活用
スチューデントスキル	大学での学び方，生徒と学生の違い，授業の受け方	上級生とコミュニケーション，学習支援の充実，問題を抱える学生の早期把握
オリエンテーションガイダンス	セクハラ・パワハラ・人権	大学案内，履修登録用説明，相談会，研修合宿，アドバイザー制，上級生のピアサポート
専門教育への導入	専門教育の概論，基礎ゼミ，〜学の入門，プレイスメントテスト	オムニバス形式
学び全般への導入	入門ゼミ・基礎ゼミ，大学生活（学習面）の意義，ポートフォリオ	担任制，上級生によるナビゲート，担当者会議
情報リテラシー	コンピュータ・リテラシー，セキュリティ，文献および情報検索	図書館利用との連携
自校教育	自校教育，研修合宿	大学史との関連づけ，施設見学
キャリアデザイン	キャリアデザイン科目，職業理解，自己理解	外部講師，卒業生との対話，職場見学

6年制薬学教育の入学後9ヶ月の時点において，初年次教育の9つめのカテゴリーであるライフスキルのどのような課題が達成されたかを明らかにし，このカテゴリーの妥当性を示すことである．

方法

神戸学院大学薬学部2009年度入学生240名に対し，先述の演習実習Ⅰ（ヒューマニティ・コミュニケーション教育）の最終授業（2009年12月末）において調査を実施した．

まずは，1グループあたり6～7名，計36グループに分かれ，KJ法により「1年間で達成できたこと，成長したこと」について振り返りを行った．その後，各グループで模造紙に作成した関連図について，5分間の口頭発表を行った．全てのグループが発表を終了した後，学生にはセルフアセスメントシート（図5）を配布し，「学習面」，「技能面」，「生活面」，「人間関係」の4領域においてできるようになったことをそれぞれ3つずつ記載してもらった．このうち，「生活面」においてできるようになったことの項目をライフスキルの内容として意味論的にさらに細かくカテゴリー化し，解析を行った．学習面や技能面など他の領域と混同された記載については母集団より除外した．また，コーディングは2名の教員で独立して行い，異なった結果が得られた際には討論によって最終決定した．

このほか，学生の属性に関する情報（性別，生年月日，通学区分など）は，2010年8月時点の情報を用いた．尚，本研究は，倫理委員会から包括的許可を得ている研究プロジェクトの一環であり，学会発表された研究成果等は学内の掲示板に張り出され，研究実施に関する情報公開が行われている．

結果

学生の背景

当該授業に参加した学生は計240名，男子は88名（36.7％）であった．学生の年齢は18.8±1.4（平均±標準偏差）歳であり，都道府県別出身地をみると，兵庫県内が47.1％であった．また，県内外を問わず実家から通学している学生は125名（52.1％）であった．さらに，実家，あるいは下宿先から大学までの通学に，公共の交通機関を利用している学生は，全体の75.0％（180名）を占めていた．

KJ法により抽出された「生活面」でのカテゴリー

KJ法により各グループから抽出された「1年間で達成できたこと，成長したこと」のカテゴリーをみると，すべてのグループが生活面においてできるようになったことを記載していた．その詳細は，時間管理に関わる項目（例えば，「時間をうまく使えるようになった」，「朝ひとりで起きることができるようになった」），一人暮らしに関する項目（例えば，「料理ができるようになった」，「部屋の片づけができるようになった」）が大半を占めており，次いで，金銭管理に関する項目（例えば，「節約して生活できるようになった」）やバイトに関する項目（例えば，「バイトの仕事に慣れた」，「自分の力で

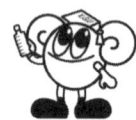

図5　調査に用いたセルフアセスメントシート

お金を手に入れることができた」），公共の交通機関の利用に関する項目（例えば，「電車の乗り方が分かった」，「電車を使って，出かけることができるようになった」）などが挙げられた．

セルフアセスメントシートに記載された「生活面」でのカテゴリー

有効な解答数は延べ676個であり，時間管理に関わる項目が213個（31.5%）で最も多かった（表3）．次いで，料理104個（15.4%），掃除・洗濯93個（13.8%）の順であった．これらは，KJ法で各グループから示された結果と矛盾しない内容であった．

さらに，時間管理に関して，具体的に何が達成されたのかを抽出すべく記載内容の解析を行ったところ，表4の結果が得られた．これによると，時間管理のうち「睡眠時間」の管理が全体の48.4%（103個）と約半数を占めており，小項目でみると，「朝早く起きられるようになった」が63個（61.2%），「ひとりで起きられるようになった」が20個（19.4%）であった．また，「時間の有効活用ができるようになった」が46個（21.6%），「時間配分を考えるようになった」が9個（4.2%）であった．学生数でみると延べ157名（65.4%），学生一人当たりでみると平均1.4個，時間管理に関する項目を達成できたと述べていることが示された．

考察

本研究により，薬学部初年次の学生にとって，時間管理に関するカテゴリーは，「生活面」における最重要課題であるとともに，学生が生活面で最も困惑する要因の一つであることが明らかになった．これは，従来から指摘されてきた時間管理に関する支援の必要性[7]と類似している．ただ，以前より指摘されてきた時間管理は，講義と講義の合間の時間の過ごし方や学習時間に関する時間の使い方を言及するものが大半で

表3　セルフアセスメントシートに記載されたカテゴリー"ライフスキル"

No	記載内容	延べ回答数（個）	総回答数からみた割合（%）	回答者数（名）	総学生数からみた割合（%）
1	時間管理	213	31.5	157	65.4
2	料理	104	15.4	103	42.9
3	掃除・洗濯	93	13.8	82	34.2
4	金銭管理	68	10.1	66	27.5
5	健康管理	35	5.2	31	12.9
6	バイト	30	4.4	30	12.5
7	バランス	22	3.3	21	8.8
8	通学	19	2.8	19	7.9
9	旅行	18	2.7	18	7.5
10	一人暮らし	15	2.2	15	6.3
11	運転免許	12	1.8	12	5.0
12	体力	10	1.5	9	3.8
12	身だしなみ	9	1.3	9	3.8
14	土地勘	7	1.0	7	2.9
14	買い物	7	1.0	7	2.9
16	読書	4	0.6	4	1.7
16	趣味	3	0.4	3	1.3
18	社会性	2	0.3	2	0.8
19	その他	5	0.7	5	2.1
	合　計	676	100	—	—

※ただし，総学生数は240名であった．

表4　時間管理の詳細な内訳

大項目	小項目	延べ回答数（個）	時間管理に関する回答全体からみた割合（%）
睡眠時間の管理	朝早く起きられるようになった	63	29.6
	一人で起きられるようになった	20	9.4
	早く寝るようになった	14	6.6
	早寝早起きをするようになった	6	2.8
	小　計	103	48.4
時間の有効活用		46	21.6
時間厳守の行動		23	10.8
生活のリズム・規則正しい生活の確立		21	9.9
スケジュールの管理		9	4.2
時間配分		9	4.2
早めの行動の実践		2	0.9
	合　計	213	100

あり，これらはスタディスキルの範疇として分類されていたものである．本研究の結果においては，時間管理の中でも，特に「睡眠時間の管理」に関して達成できたと振り返る学生が最も多く，次いで「時間の有効活用」に関する内容が多いことがわかった．これは，筆者らが見出した"ライフスキル（大学以外の場所での生活上のスキル）"の時間管理と

してカテゴリー化されるべき内容である.

薬学部が6年制になって以降，教育内容が膨大になり，初年次の学生でも1限～5限までの授業と実習があり，さらに自宅での予習と復習，レポートなどの課題が与えられているという現状がある．要領よく勉強できない学生は，どんなに疲れていても夜遅くまで学習に取り組むことになってしまい，それ故，翌朝定刻に起き，授業に出席できないという悪循環に陥ってしまう．このような状況は，本来の教育の目的からは外れることはもとより，初年次教育において，いかに大学への移行を支援しようとも，大学に来ない学生に対する指導・介入はありえないことになってしまう．よって，薬学部のような過密スケジュールを学生に課している学部の教育者側は，単に，学習面での時間管理や時間の厳守に関わる内容を支援するだけでは不十分であり，筆者らが見出した"ライフスキル（大学以外の場所での生活上のスキル）"の時間管理にまで踏み込んだ介入をする必要性があることが示唆された．そのことによって，より早い段階からの大学への順応，および専門教育への導入が可能であることが考えられた.

一方で，生活面における支援等は，本来，家庭でのしつけや小・中・高までの生活指導での問題であり，高等教育機関で扱うものではないとの声も多く聞かれる．しかし，大学全入の時代となり，さらに核家族化がすすみ，家庭や地域での教育力が低下してきた昨今，一部では高校までの生活指導と同様の対応が，必要になってきていることがうかがえる.

また，薬学部のように将来，医療専門職に就く学生を支援する教育者側は，初年次教育を皮切りにリテンション率（学業継続率）を上げ，休学・留年を防ぎ，大学経営に寄与する[8]のみの一般的な教育目標や考え方では不十分であることも推察された．薬学部のような医療系学部における初年次教育は，教育と支援のバランスに十分に配慮する必要性はあるものの，専門教育への繋がりを強化し，必ず専門教育の"成功"へと導く必要性があると考えられる．成功は，一定以上の能力を備えた医療人を輩出するという社会への大きな責任を果たすことにも通じている．このため，すべての教育の前提となる「生活面」への支援も医療系学部の初年次教育において併せて実施する必要性があるものと考えられた.

さらに，生活面を含む自己管理に関する能力は，医療専門職に就いた後にも要求される能力であると考える．忙しい日常の合間に，いかに学びの時間を取り入れ，自己決定型学習を促進させていくかは，医療人であれば必須の課題であり，その能力を持ち合わせていないなら，学士課程の段階で習得させるべき項目の一つであると考えられる．単に枠にはめられた一定の自己管理の方法を習得させるのではなく，各自の性格・健康状態・能力にあった形で自己管理の方法を各自に模索させることが，将来的にみれば有効であると推察される．その結果，臨床への適応がなされた後も，臨床指導者や管理者となった際にも，自らの置かれた環境に柔軟に対応することができるものと思われる.

まとめ

睡眠時間の管理に代表されるライフスキルは，従来の初年次教育で指摘されていた時間管理とは異なり，大学以外の場所での生活上のスキルとして独立していた．時間管理は生涯にわたって必要な能力であり，医療系学部の教育においては，ライフスキルの能力開発の重要性が示唆された.

文献

1) 文科省．(2010)．教育指標の国際比較，3.

2) 天野郁夫．(2009)．日本高等教育システムの構造変動：トロウ理論による比較高等教育論的考察．教育學研究，76(2)，172-184.

3) 山田剛史．(2007)．学生の視点を踏まえた初年次教育の展開－多様化を見据えた教育改革の組織化に向けて．島根大学生涯学習教育研究センター研究紀要，5，15-29.

4) 高松正毅．(2008)．初年次教育におけるアカデミック・リテラシー教育の位置と大学教育の問題点．高崎経済大学論集，51(3)，51-65.

5) 薬事日報．止まらない薬学部の新設．平成19年4月10日号.

6) 社団法人日本私立薬科大学協会．(2010)．平成22年度私立薬科大学（薬学部）入学定員及び入学者数，http://1st.geocities.jp/yakudaikyo/

7) キャロル・マッチ，中島英博．(2005)．高校から大学への移行に関する一考察－学生・教員・大学組織の三者への提言．名古屋高等教育研究，5，167-184.

8) 石倉健二，高島恭子，原田奈津子，山岸利次．(2008)．ユニバーサル段階の大学における初年次教育の現状と課題．長崎国際大学論叢，8，167-177.

[原 著]

医療学習論の構築に向けて

中原 淳[*1]

抄録

　近年，医療現場において医師の学習・熟達化に関する社会的ニーズが生まれている．2004年から運用が開始された，いわゆる新医師臨床研修制度によって，任意の臨床研修病院によって，新人医師の初期研修が可能になったことも，その要因のひとつであろう．医学教育の研究領域においては，これまで医学部・医学系大学院のカリキュラム構築，臨床実習や臨床研修に関する研究が様々な視点から取り組まれてきた．その重要性はいささかも失われていないが，筆者は，これを補完するパラダイムとして，医療現場における「他の医療スタッフとの社会的関係」を理論的射程にいれた学習研究が必要になっていると思われる．筆者は，これまで企業・組織で働く成人の学習研究を行ってきた．とりわけ，職場における他者からの支援やコミュニケーションのあり方と学習関係を考察する，いわゆる「職場学習論」の構築が筆者の研究である．本稿では，筆者の専門にしてきた職場学習論の知見を紹介することを目的とする．その上で，これらの先行研究を下敷きに，医療学習論の構築に必要なポイントを論じるものとする．もちろん，医療現場と企業・組織の職場は，本質的に異なる点も多い．ここで紹介した研究諸知見は，そのまま医療現場に適用するべきものではない．しかし，医療学習論の構築に向けて，何らかの示唆になりうることを期待する．

キーワード：職場学習論，職場，支援，他者

How to go about building "medical learning theory"

Jun Nakahara [*1]

Abstract

　In recent years, we have witnessed growing social needs related to the development of learning and proficiency by doctors in actual medical care environments. One of the primary factors behind this trend has been the "New Physician Clinical Training System" operating since 2004, which has made possible initial training for new doctors at volunteering clinical training hospitals.

　As for the medical education research field, previously it has involved the conduct of research from a number of standpoints, including the shaping of curriculums for university medical departments and graduate schools of medicine, as well as clinical experience and clinical training. These things have lost none of their importance, but the author believes that it is becoming imperative to conduct theoretical academic research concerning "relations with other medical staff" in actual medical care settings as a supplementary paradigm. Previously, the author has conducted academic research concerning adults working at corporations and large organizations. Specifically, his research involved observation of the relationships between the forms of support and communication with others found in the workplace and learning so as to be able to construct "workplace learning theory." In this paper, the author proposes to introduce knowledge gained from the field of workplace learning theory in which he has come to specialize. In addition, building on such foregoing research, he discusses key points required for the construction of medical training theory. Of course, there are many essential differences between medical workplaces and corporate/organizational workplaces. Therefore, the research insights introduced here cannot be directly transferred and applied as is to medical care settings. However, hopefully the author's research will offer constructive hints on how to go about building medical training theory.

Key Words: Workplace learning research, Workplace, Support

[*1] 東京大学大学総合教育研究センター　Center for Research & Development of Higher Education, The University of Tokyo
　　〒113-0033 東京都文京区本郷7-3-1　e-mail: jun@nakahara-lab.net
受理日：2010年11月30日

1．はじめに

近年，企業・組織における成人の学習研究の進展が著しい．その背景には，「仕事の現場，いわゆる職場において必要な人材がなかなか育たない」という実務的課題が存在する．「職場において必要な人材が育たない」とは，企業人材育成の領域において主に1990年代後半になって実務家の問題関心にあがってきたことである．

1980年代後半，バブル景気に沸き立った日本は，それからわずか数年の間に，谷底にとびこみ，その低地を這うような経済失速を経験した．このプロセスにおいて，企業は，経営を立て直すため戦後確立した様々な雇用慣行を見直すにいたる．いわゆる「終身雇用」「年功序列賃金」「職能資格制度」という独特の雇用慣行が見直され，さらには主力ではない事業とそれにともなう人員削減を意味する，いわゆる「リストラクチャリング」を職場で進行させた．

雇用慣行の変化は，企業の人材育成施策，人材開発施策にも大きな影響を与え，その抜本的な見直しがはかられる．それは，企業が人材育成を行う理論的根拠となっていた終身雇用，職能資格制度が崩落してしまったがゆえに起こる「必然的な帰結」でもあった．平成19年国民生活白書によると，企業において職業訓練を実施する割合は，「失われた10年」のあいだに急速な低下を見せる[1]．OJTにおいても，OFF-JTにおいてもその実施の程度が減り続けている[2]．

ところで，かつて高度経済成長の時代，日本の企業人材育成の根幹をなしていたOJT (on the job training) の衰退に関しては，加登[3]が興味深い議論を行っている．加登によれば，OJTは，それ自体が意図的に構築された「洗練されたシステム」なのではなく，日本企業の環境や社会の仕組みによって，「意図せざる整合性」を生み出して機能していたと主張している．

かつて高度経済成長を支えた日本の製造業の工場が置かれていた場所は地方であり，その職場構成員は，近隣の村落共同体の人員を，そのまま雇用することで成立していた．そのような村落共同体における緊密な人間関係がベースに存在し，終身雇用，職能資格制度という右肩あがりの報酬システムが完備されたとき，OJTは「意図せざる整合性の結果として機能」することになる．つまり，職場で学習と自己研鑽をつめば，いつかは自分の村落の古参者のようになれるという，誰もが持ち得たモティベーションを背景に，「熟達者の背中を見て学ぶ」という「教育システム」が「機能しているか」のように見えた，ということだ．

しかし，バブル経済破綻によって，ものの見事にOJTを支えていた「意図せざる整合的システム」は，整合性を失い，OJTは機能不全に陥る．いつかは自分もあの人のようになれると思っていた人々が職場から去り，さらには終身雇用も，右肩あがりの報酬システムも崩壊したということになる．OJTで自己研鑽をつんでも仕方がない，という諦観が職場を支配し，「人が育たぬ風土」ができてしまった．

さらに追い打ちをかけたのは，「職場の変化」である．2006年に公開された労働政策研究・研修機構の調査結果によると，過去数年間の日本企業の職場の変化として「進捗管理が厳しくなっており（41.6％が肯定的な回答）」，また「できる人に仕事が集まっている（55.6％が肯定的な回答）」傾向があるという．これは言い換えれば，激変する外部環境変化に対応するため，職場はさらに多忙になっており，仕事ができる人に仕事が一極集中しているという傾向があるという事である[4]．

経験学習の研究を持ち出すまでもなく，個人の仕事における成長を支えるものは，「その仕事ができるかもしれないし，できない人に仕事を任せること」，すなわち，現有能力に少しプラスの課題（ストレッチ）をまかせ[5]，そのプロセスと結果を，内省させることにある[6]．かつてコルブ[7]はジョン・デューイの経験の理論を敷衍し，経験学習モデルという実務家向きの学習モデルをビジネス領域に提案した．

コルブによれば，経験学習は1）実践，2）経験，3）省察，4）概念化という4つのフェイズから構成される．「実践」とは，学習者が現場の業務において様々な状況・局面に直面することである．学習者は，それらに即興的に対応し，その局面を打開することを求められる．「経験」とは，今まさに眼前にある艱難（hardship）に対応する中で，後から省察する対象となるエピソディックでドラマティックな経験を積むことである．「省察」とは，いったん現場を離れ，自らの経験の意味を振り返ることである．「概念化」とは，複数の艱難を処理する中で得た経験の意味を重ね合わせ，仕事の持論を自ら構築することである．コルブは，現場の業務を通じて成長するためには，この経験学習サイクルを駆動させることが重要である，という主張を行った．

ひるがえるに，近年の職場は，この経験学習が難しくなる．常に時間に追われているため，仕事は「できる人」に集中し，さらに「内省」の時間をとることも難しい．人が育たないという現象は，かくして生まれている可能性がある．

2．職場学習論……職場における他者の支援とコミュニケーション

「職場で人が育たない」という実践的課題を背景に，広がっているのが，それを意図的にデザインするというニーズであり，そのニーズに理論的根拠を与える学問である．ディシプリンとしては，教育学，あるいは経営学がその中心だと考えられる．しかし，いずれの学問分野においても，企業の学習研究はマージナルな位置を占めている．教育学内における位

置づけとしては，生涯教育学・社会教育学の中に本来位置づくのであろうが，その研究は非常に極めて少ない．経営学内においては，組織行動論の一部，あるいは組織学習研究の中に，多くの研究をみとることができる．しかるに，ここでは後者を概説することにしよう．

経営学の中において組織学習研究とは，一言でいえば「個人や職場の知識やノウハウを組織に蓄積するプロセス」について考察する研究領域である．より具体的には，組織学習とは，1）個人による獲得・創造された知識が，2）集団によって共有され，3）組織の中にツール・ルーチンとして制度化・蓄積され（組織内記憶），4）場合によっては，ビジネス環境の変転に適応できないルーチンや棄却（Unlearn）されるプロセスである，と定義されていることが多い[8-10]．ここでいう「組織」とは，いわゆる「会社」の単位を指している．組織学習研究においては，中長期にわたって，会社にどのようにして知識が蓄積されるかを考察する場合が多い．そして，知識が会社に蓄積されたことをもって，「組織が学習する」というメタファが用いられる．

しかし，その研究にも近年になって「転換」が見うけられる．分析の単位を「組織」から，よりミクロな「職場」にうつすべきであるという主張である．例えば，安藤[11]は，組織学習の研究が，組織全体を分析単位とし，その組織の全体的傾向のみに焦点をあてているとし，個人の学習や，個々人の組織メンバーの学習，彼らが相互作用しあって成立している学習プロセスに焦点をあてるべきであるという指摘を行っている．また，Easterby-Smith et al.[12]は，組織学習研究は組織を単位とするのではなく，よりミクロな単位である職場において学習が生じるプロセスを明らかにするべきだという指摘を行っている．

こうした主張に裏打ちされながら，近年台頭しつつあるものが筆者の探求領域でもある職場学習論である．職場学習とは「組織の目標達成・業績向上のために資する職場における学習であり，職場において，人が，仕事に従事し経験を深める中で，他者，人工物との相互作用によって生起する学習」のことをさし，そうした学習のプロセスや結果に着目するものが，職場学習論ということになる．

職場学習研究の動向は非常に多岐にわたる．主要な研究分野としては，1）職場成員の知識獲得や転移を扱った研究，2）個人レベルで行われる内省（意味生成）や集団レベルで実施される批判的内省を取り扱ったもの，3）ネットワークの中での学習やイノベーションの生成を取り扱ったもの，4）実践共同体内の学習や共同体変容を扱ったもの，5）ラインマネジャーが現場でどのような学習支援を行うべきかを考察したものなどがある．筆者は，これまで，1）職場における他者の支援，他者とのコミュニケーションが，個人の業務遂行能力の向上に与える影響，2）職場風土が他者からの支援，および，他者とのコミュニケーションに与える影響に関する一連の定量的かつ実証的な研究を行ってきた[13-15]．次節では，筆者の研究[14]を扱う．

3．職場における他者，そして学習

3.1．職場における他者からの支援

職場において，人は，たった一人で熟達するわけではない．彼が能力向上を果たすとき，そこにはそれを取り囲む「他者」からの支援が存在する．筆者が本稿で紹介するのは，この「他者からの支援」と「学習」の関係を実証的に探求した研究である．

言うまでもなく，学習に対して他者が果たす役割を理論の中心に据えたのは，ロシアの心理学者ヴィゴツキーである．以下に，高次精神機能に関するヴィゴツキーの象徴的な一文を引用しよう．

発生的に見て，社会の諸関係，つまり実際のひととひととの関係が，すべての高次精神機能の基礎となっている．これらの機能のメカニズムは，社会の写しである．それらは，社会秩序の中の諸関係が内化され，個人のパーソナリティに引き写されたものである．精神の構成と発生と機能，つまり，その本質は社会的である[16]．

ヴィゴツキーが上記において述べるように，彼にとって人間の知能，高次精神機能とは，学習者を取り巻く他者，すなわち社会的関係の写像であった．ややメタフォリカルに言うならば，人間の能力向上の本質は，社会が個人の中に内化していくということである．

「人間の精神の本質は社会の諸関係の総体である」というアイデアをもとに，ヴィゴツキーは，その後，高次精神機能の発達の起源を追い求める．個人を取り巻く他者からの様々な働きかけ，かかわり，支援によって実現される動態を，最近接発達領域（Zone of proximal development）という概念によってまとめた[17]．最近接発達領域とは，個人が独力で達成できる水準と，他者の支援があれば達成可能な水準との差を指示する概念である．ヴィゴツキーによれば，個人は，より有能な他者が提供してくれる支援や助言を（精神間），自分自身で段階的に自らに課すようになることで（精神内），当初は他者の助けなしでは実現できなかったことを独力で実行できるようになるプロセスである（内化），という．筆者の研究は，ここでいう「有能な他者の助け」と「本人の学習」の関係を，日本企業で働く成人を対象に考察する事である．

実際の研究については，下記のとおりである．本研究は，本企業43社・2,304名の18歳から35歳までの若手・中堅社員を対象にして，質問紙調査のかたちで，2008年，筆者，松尾睦，株式会社富士ゼロックス総合教育研究所の共同研究として遂行

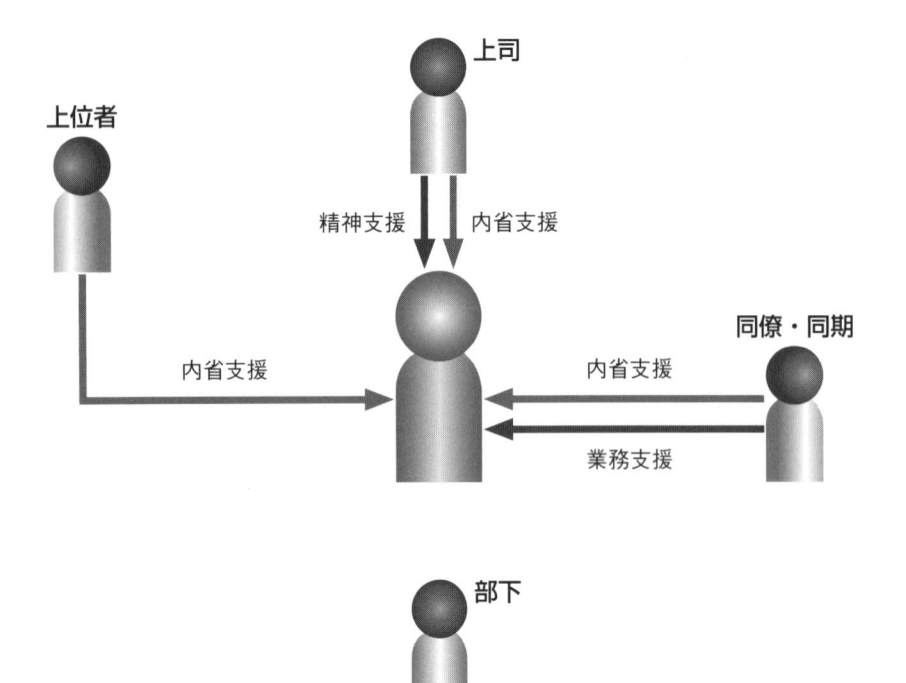

図1 職場における他者からの支援

された．中原[14]においては，ここで得られたデータを筆者が再分析してモデル構築を行っているので，詳細はこちらを当たられたい．一連の研究から得られた主な知見は下記の3点である．

まず第一に，職場における他者からの支援に関しては，因子分析の結果，1）業務に関する助言指導を行う「業務支援」，2）仕事のあり方を客観的に折に触れて振り替えさせることを可能にする「内省支援」，3）精神的な安息を提供する「精神支援」の3つの支援が存在していた．

第二に，従属変数を本人の自己評定による「能力向上」におき，独立変数を先の「支援」におき，各種の統制変数を投入した上で，ロバスト標準誤差つきの重回帰分析を行ったところ，1）上司による精神支援と内省支援，2）上位者・先輩によって担われる内省支援，3）同僚・同期によって担われる業務支援・内省支援が，本人の能力向上に正の影響を与えていることがわかった（図1参照）．それぞれの支援の中で最も強い影響を持っているものは内省支援であり，これをいかに職場の他者から得るか，ということが，本人の能力向上にとって非常に大きな要因となる，ということがわかる．

第三に，組織レベルに変数を集積し，特に，直接の育成責任がない，2）上位者・先輩からの内省支援，3）同僚・同期からの業務支援・内省支援が，どのような職場で生まれているのかを分析すると，職場の中の互酬性規範（助け合いの風土）が高い職場であればあるほど，このような支援が他者に対して提供される事がわかった．

3.2. 職場におけるコミュニケーション

3.1で紹介した筆者の研究は，ある特定の個人から提供される支援と学習の関係についての分析である．上司からの支援，上位者・先輩からの支援，同僚・同期からの支援として探求された支援は，あくまで本人と支援を提供する人とのあいだの1対1の関係において立ち現れるものである．しかし，能力向上に際して他者から受けるかかわりは，決して業務支援・内省支援・精神支援といった1対1を分析単位としたものとは限らない．むしろ，職場におけるn×nのコミュニケーション全体が，能力向上に与える影響は大きいと思われる．次に紹介する研究は，この n×nのコミュニケーションが能力向上に与える影響，より具体的には職場のコミュニケーションと能力向上の関係を考察したものである．具体的には，他者とのコミュニケーションとして，業務に関する経験談のもつ学習効果を調べた[18]．

この研究は，筆者，松尾睦，株式会社ダイヤモンド社との共同研究において行われた．2008年7月から8月にかけて，日本企業8社に勤務する19～35歳までの会社員1,300名を対象に質問紙調査を実施した．同様に，取得されたデータに関しては，筆者が再分析を行い，発表しているので[15,19]，詳細はそちらを当たられたい．

研究方法論としては，「能力向上」を従属変数におき，「成功経験談」「失敗経験談」をどの程度職場でなしているかを測定する質問項目を独立変数に設定する．組織レベルの社会関係資本の有無がどの程度，これらの学習に影響を与えているかを考察するために，階層線型モデルを用いて分析を行う事とした．

分析の結果の主要な部分は，1）成功経験談は業務遂行能力の向上に資するが（1％有意），組織レベルの職場の信頼はその効果を正の方向に押し上げる効果をもつ（5％有意）2）失敗経験談は業務遂行能力の向上に資するが（1％有意），その効果は組織レベルの職場の信頼によって正の方向に押し上げられる傾向がある（10％有意）ことがわかった．つまり，職場の中で何気なく人々によってかわされている業務で成功した経験も，失敗した経験の語りも，いずれも本人の学習にとってはポジティブな影響をもっており，さらには，信頼感が相互に感じられる組織であればあるほど，その効果は高くなる，ということである．

4．考察：「医学教育」から「医療学習」へ

以上のような2つの研究の知見を重ね合わせると，図2のような概念

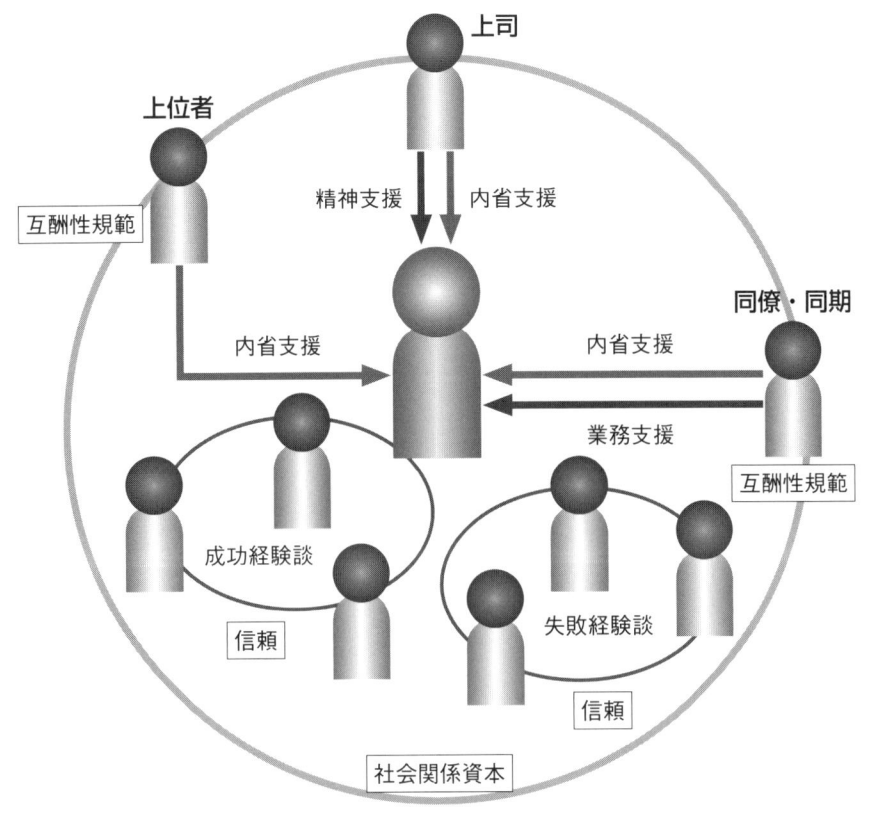

図2 職場における学習のメカニズム

図が得られる．中央にいる個人の能力向上，いわゆる学習を支える，他者からの支援のあり方や，コミュニケーションのおおよその関係が見て取れる．

もちろん，この概念図は「完成系」ではない．これは職場学習研究をはじめたばかりの筆者が，ようやく描き出したラフスケッチであり，ここに様々な要因や関係を新たに書き加えていくことが今後の研究課題である．

最後に医学教育について述べる．
こうした一連の研究を企業・組織において実施してきた筆者の経験からすると，現在の医学教育の研究を概観するに，2つの課題があるように感じる．

それは第一に，医学教育の先行研究が，医学部・医学系大学院のカリキュラム構築，各種臨床研修などの，いわゆるフォーマルエデュケーションを中心にしており，インフォーマルに職場内で行われている学習に対して研究の踏み込みがやや少ないのではないか，と思われることである．

McCallら[19]が明らかにしたように，成人の仕事における能力向上の多くは，仕事の現場でなされている．確かに医学部や医学系大学院のカリキュラムを精査したり，教授設計理論を駆使して効果的で魅力的な研修設計を行う事は重要なことであろうが，それだけでは不完全であると思われる．今後は，医療現場における学習にさらに研究の焦点があたってよい．

第二に，それが「医師の学習」を語る際において，医師が日々仕事をともにしている医療現場における「医療者」との関係をあまり考慮されていないと感じられることである．前節，前々節において見たように，ある人の学習は，職場の他のメンバーから提供される支援や，彼らとのコミュニケーションに深い影響を受けている．いったい，どのような職場環境で，どのような他者との関係を切り結ぶ事のできた医師が熟達しているのか．そして，その熟達プロセスは，どのようなものであるかについて，より詳細な研究が必要であろうと推察される．特に「医師はベッドサイドで学ぶ」と俗に言われるように，医療者は，クライアントである「患者」から学ぶ事が多い．医療現場における様々な人々との関係，あるいは，職場風土を，研究の中に入れていく事が重要であろうと考える．

さらにラディカルに述べるのであれば，今後の研究において探求される学習者とは，必ずしも「医師」だけではない．看護師，コメディカルは言うにおよばず，自宅にて慢性期の患者を介護する個人ですら「医療者」であると筆者は感じる．それらの人々が，いかに学び，いかに熟達しているのかが，考察されるべきであると感じる．

もちろん，上記は，医学のみならず医学教育に関して全くの門外漢の筆者の立場からの，ささやかな問題提起にすぎない．従来まで取り組まれてきた医学教育の研究知見は言うにおよばず重要である．しかし，一方で，「医療者」の「学習」を対象にした研究，すなわち「医療学習論」の構築が，医療関係者内部からわき起こってくることを期待したい．そして，この「医療学習論」のKFS（Key Factors of Success）は，医学はもとより，経営学，教育学，心理学，人類学，政治学など，様々な研究分野の専門家や，さらには実務家が結集し，議論が可能なアリーナを，いかに構築するか，ということにかかっていると思われる．本学会が，そのようなアリーナをつくりだすことを祈念してやまない．

文献

1) 内閣府．(2007)．平成19年国民生活白書．http://www5.cao.go.jp/seikatsu/whitepaper/h19/01_honpen/index.html
2) 原ひろみ．(2007)．日本企業の能力開発．日本労働研究雑誌，No.563, 84-100
3) 加登豊．(2008)．「日本企業の品質管理問題と人づくりシステム」．青島矢一（編）．『企業の錯誤 教育の迷走』(pp.151-182)．東京：東信堂．
4) 労働政策研究・研修機構．(2006)．労働政策研究報告書．No.49
5) 松尾睦．(2006)．経験からの学習：プ

ロフェッショナルへの成長プロセス. 東京：同文館出版.
6) 中原淳・金井壽宏. (2009). リフレクティブ・マネジャー. 東京：光文社.
7) Kolb, D. A. (1984). *Experiential Learning: Experience as the Source of Learning and Development*. Prentice Hall.
8) Crossan, M. et al. (1999). An organizational learning framework: From institution to Institution. *Academy of Management Review* 24 (3), 522-537.
9) Huber, G. P. (1991). Organizational learning: the contributing processes and literatures. *Organization science* 2 (1), 88-115.
10) Hedberg, B.L.T. (1981). How Organizations Learn and Unlearn. In Nystrom, P. C. & Starbuck, W. H. (Eds.). *Handbook of Organizational Design* (pp.3-27). Oxford University Press.
11) 安藤史江. (2001). 組織学習と組織内地図. 東京：白桃書房.
12) Esterby-Smith, M, Crossan, M., & Nicolini, D. (2000). Organizational Learning: Debates Past, Present and Future. *Journal of Management Studies,* 37 (6), pp.783-796.
13) 松尾睦・中原淳. (2009). 職場の学習風土に関する定量的研究. 2009年度組織学会研究発表大会・報告要旨集. pp.279-282.
14) 中原淳. (2010a). 職場学習論. 東京：東京大学出版会.
15) 富士ゼロックス総合教育研究所（著）. 中原淳・松尾睦（監修）. (2008). 人材開発白書2009. 富士ゼロックス総合教育研究所.
16) Vygotsky, L. S. (1970). 柴田義松（訳）. 精神発達の理論. 東京：明治図書出版.
17) Vygotsky, L. S. (1927). *The collected works of L. S. Vygotsky : Volume 4 : The history of development of higher mental functions*. New York: Plenum press.
18) 中原淳. (2010b). 業務遂行能力向上と職場における業務経験談, 社会関係資本の関係. 2010年度組織学会研究発表大会・報告要旨集. pp205-208.
19) McCall, M. W. (1988a). *The lessons of experience : How Successful Executives Develop on the Job*. New York: Free Press.

資料論文

インストラクターコンピテンシーの医療者教育への応用

松本　尚浩[*1]

はじめに

ibstpi インストラクターコンピテンシーとは，教授システム学や教育学の国際的メンバーから構成される ibstpi（The International Board of Standards for Training, Performance and Instruction）が提唱する，インストラクターの持つ能力についての国際的な記述である．この論文では，
1) ibstpi インストラクターコンピテンシーの概略
2) インストラクターの段階別 ibstpi インストラクターコンピテンシー
3) ibstpi インストラクターコンピテンシーの応用

に焦点をあてて論じる．

1．ibstpi インストラクターコンピテンシー（訳注参照）の概略

1.1 医療者学習と指導

医療現場での指導者は，学習者経験で染みついた自分なりの「教師像」や，自分が教えた体験に基づく知識に拠り所を置いているのが一般的なあり方である．つまり，医療従事者が，科学的な教育学を学んだ上で教えるのはまれである．また，従来医療者の学びは，現場での実践に伴う学びと，現場を離れた場所，または勤務時間外に行われてきた．様々な学会や研究会という講義主体の場も情報を得る学習の場である．このような場で指導的立場となる医療従事者の数は，ごく僅かであったろう（訳注：インストラクターとは指導者のあり方の1例．他の指導者としてはファシリテータやコーチなどがあり，これらの定義は諸家で多様であり，ここでは論じない．参照：facilitation skills, Appendix 9, Crew Resource Management（CRM）Training, CAA,, http://www.caa.co.uk/applicationimages/pdficon_small.gif.）．

1.2 心肺蘇生術教育がもたらした医療者教育の変化

西暦2000年に発表された心肺蘇生術国際ガイドライン（G2000）以後，心肺蘇生術教育が劇的に変化した．インストラクターが心肺蘇生関連技術や器械の操作方法を教え，呼吸音やうめき声，様々な心電図波形を発生する人形シミュレーターを使いながら，心停止のシナリオを呈示して，受講生にシミュレーションさせる様子に多くの医療従事者が目から鱗が落ちる思いだっただろう．以降，教育機関や様々な医療現場にいる看護師，医師，救命救急士などが，心肺蘇生術教育のインストラクターになった．2010年9月現在，日本救急医学会認定 ICLS インストラクター登録は8,702名である．他にアメリカ心臓協会（AHA）が提供する救急心血管治療（ECC）プログラム（AHA BLS/ACLS/PALS など）のインストラクターも増えている．

1.3 指導を模倣から科学へ

心肺蘇生術コースでは，初心者インストラクターは熟練インストラクターの様子を見ながら，あるいはときに指導を受けて，インストラクションを学ぶことが一般的である．その構造はそのまま医療界での従来からの学習環境の模倣であろう．著者は2009年2月の第1回日本医療教授システム学会で「インストラクターコンピテンシーセミナー」を開催し，その参加者にアンケート調査で「あなたの教え方は何らかの教育理論に基づいていますか？」と質問し，参加者36名の回答は「はい：31％，いいえ：63％，未記入：6％」であった[1]．

1.4 インストラクターコンピテンシーは「出来るインストラクター見本集」

ibstpi インストラクターコンピテンシーの18項目は国際的に認められた「あるべきインストラクターの姿」である．ibstpi インストラクターコンピテンシーを応用すれば，「出来るインストラクター」のありさまを示す言葉（記述）を拠り所にして，出来る指導者を効率的に目指すことが出来る．具体的には，18項目の一つ一つを実践していきながら，自身のインストラクションを発展させる．これまでならば，以前に出会ったことのある，身近なインストラクターが実施していたインストラクションを模倣していただろうが，これは ibstpi インストラクター18項目の一部に過ぎないであろう．ibstpi インストラクターコンピテンシーの18項目の記述を応用すれば，これまで実際には出会ったことのないほどのデキるインストラクターに到達できる可能性がある．ただし，客観的にインストラクションの状況／段階を評価することは難しい．ibstpi インストラクターには評価の方法はまだ明記されていないので，今後の発表が期待される．

[*1] 筑波大学附属病院麻酔科，Dept. Anesthesiology, Tsukuba University Hospital
　［〒305-8576　茨城県つくば市天久保2-1-1　e-mail: takahiro.matsumoto418@gmail.com］
受理日：2011年2月7日

2．インストラクターの段階別 ibstpi インストラクターコンピテンシー

いわゆる「インストラクター」には様々な熟練度や学習の場における役割がある．この拙論ではいわゆるインストラクターを以下の3つに分けてみる．
1）初心者インストラクター
2）熟練インストラクター
3）学習支援の管理者

そして，それぞれの段階に役立つインストラクターコンピテンシーを以下のように割り当ててみる（尚，ibstpi インストラクターコンピテンシー項目の原文はこの論文の最後に転記している．また，ibstpi の発表している日本語訳も併記した）．

1）初心者インストラクター向け ibstpi インストラクターコンピテンシー

プロフェッショナルの基礎
コンピテンシー1：効果的なコミュニケーションを行う
コンピテンシー4：プロフェッショナルとしての信用を確立する
指導方法と方略
コンピテンシー7：受講者が意欲的に，集中して学べるように働きかける
コンピテンシー8：プレゼンテーションを効果的に行う
コンピテンシー10：タイミングよく的確に質問をする
コンピテンシー11：明確な説明とフィードバックを与える

2）熟練インストラクター向け ibstpi インストラクターコンピテンシー
計画と準備
コンピテンシー5：インストラクションと方法と教材を企画準備する
指導方法と方略
コンピテンシー9：ファシリテーションを効果的に行う
コンピテンシー12：学んだ知識やスキルが持続するように働きかける
コンピテンシー13：学んだ知識やスキルが実際に使えるように働きかける
コンピテンシー14：メディアやテクノロジーを使って学習効果を高める
アセスメントと評価
コンピテンシー15：学習成果とその実用性を評価する

3）学習支援の管理者向け ibstpi インストラクターコンピテンシー
プロフェッショナルの基礎
コンピテンシー2：専門分野の知識やスキルを常に磨いておく
コンピテンシー3：規定の倫理や法を順守する
計画と準備
コンピテンシー6：インストラクションに必要な具体的な準備をする
アセスメントと評価
コンピテンシー16：インストラクションと効果を評価する
管理
コンピテンシー17：学習効率と学んだことの実践を促進する環境を維持する
コンピテンシー18：適切なテクノロジーを使って，インストラクションのプロセスを管理する

この論文の最後に，ibstpi インストラクターコンピテンシー1から18の粗訳を添付する．以下には段階別インストラクター向けに並べ替えた順序で，ibstpi インストラクターコンピテンシーについて少し掘り下げてみる．

2.1 初心者インストラクター向け ibstpi インストラクターコンピテンシー

2.1.1 プロフェッショナルの基礎（Professional Foundations）

コンピテンシー1：効果的なコミュニケーションを行う

コミュニケーションは非常に重要なインストラクター技能だが，敢えて他のコンピテンシー解説に適宜織り込むつもりなので，ここでは解説を避ける．

コンピテンシー4：プロフェッショナルとしての信用を確立する
(a) 典型的な専門家の行動をモデル化する．
(b) 他者の価値観や意見を尊重する．
(c) 主題についての専門知識があることを示す．
(d) 変更や改善を快く受け入れる．
(e) 組織の背景や目的に関連した指導をする．

新人の心肺蘇生術インストラクターがよく言う「インストラクターは始めたばかりなので，自信はありませんがよろしくお願いします」の挨拶は，受講生のどのように捉えられるかは多様だろう．自己の限界を認めて謙虚であると感じる受講生がいれば，頼りなさや高い受講費を払ったのにそんな新人に教えられるなんて不愉快だと感じる受講生もいるだろう．

私たちが社会人になって，所属する組織での学習を促進する立場として信用を得るには，学校の先生の思い出から解き放たれる必要がある．皆さんが思い出す，学校の先生はほとんどの場合，自分より高い知識や経験を持っていたので，私たちが社会で教える立場になったときにそのような先生の姿を理想としてしまう．組織での学習では，学習者は様々な程度の知識と経験を持っているので，必ずこれら学習者よりも高い知識経験をもつ「いわゆる指導者」になろうとするのは非常に困難，現実的には無理であろう．それよりも，このコンピテンシー4の（b），（d），（e）などの実践が非常に重要になってくることに注目して欲しい．

具体的には，「(b) 他者の価値観や意見を尊重」では，目の前の学習者がどのような価値観や意見を持つかを常に引き出しながら，学習を促進する重要性を示している．これこそが学習者を子ども扱いしない状況であろう．どうしてこの学習が必要なのか，どんなモンダイを解決した

いのかを学習者から積極的に聴き（コンピテンシー1(d)），これらに関連づけた学習（コンピテンシー7(d)）を心がければ，学習者の満足度は向上するだろう．次に「(d)変更や改善を快く受け入れる」について，考えてみよう．思い出の先生はいわゆる「目上の偉い人」だったので子どもだった学習者に「この学習は効果的だったかな？ 私の指導技法はどうだったかな？」と評価を求めるのは希だっただろう．私たち社会人が組織で「学習支援者」として効果的であるには，学習者がどのように学習の場を評価しているか，積極的に尋ねることが重要である．「何か疑問やご意見があればいつでも仰って下さい」と時折学習者に言ったり，学習の最後には，アンケートでこれらを記述してもらい，結果を改善へ役立てるべきである．

最後に，「(e)組織の背景や目的に関連した指導をする」について．組織での学習は，学習の必要性を分析しながら課題や目標をきめるのが原則である．「もしかしたら役立つかもしれない」内容では学習者の動機付けも困難である（コンピテンシー7(d)）．余計なことを学ぶと，無駄に時間がかかり，学習者がかえって疲弊してしまう．効率，効果を考慮した学習の場をつくることも信頼につながるだろう．

2.1.2 指導方法と方略
コンピテンシー7：受講者が意欲的に，集中して学べるように働きかける
(a) 学習者の注意をひき維持する
(b) 目標／目的を明確にする
(c) 学習に対して好意的な態度をとる
(d) 学習者の意欲を高めるために，関連付けを確立する
(e) 現実で実施できるという期待を持たせる
(f) 学習者が参加して成功する機会を提供する

ibstpiインストラクターでは，インストラクターの責務として最も重要な技能は，この「コンピテンシー7：動機付け（motivation）」とされている．大人の学びは動機付けによって選択されなければ起こらないからだ．しかし，残念ながら，このコンピテンシー項目では対面型様式の学習でのインストラクターに対する動機付けについては，KellerやWlodkowskiの記述を読むよう勧めただけで詳しい記述がない．後者のWlodkowskiは2008年に『Enhancing Adult Motivation to Learn: A Comprehensive Guide for Teaching All Adults』第3版を発表し，これは動機付けを高める180項目を解説した内容である．項目数が多いのが難点だが一読の価値は高い．前者のKellerは動機付けモデルとしてARCSモデルを提唱し，その著書も多く，日本語でも読める資料が多いので一読を勧める（『"学習意欲をデザインする．ARCSモデルによるインストラクショナルデザイン"』）．

ARCSモデルはAttention（注意），Relevance（関連性），Confedence（自信），Satisfaction（満足）の略で動機付けを4つに分類していて覚えやすい．鈴木克明はこれらに対して分かり易い日本語をあてていて，

ARCS Model (John M. Keller)
Attention：面白そうであれば注意を引くことができる
Relevance：やりがいがありそうだ
Confidence：やればできそうだ
Satisfaction：やってよかった

としている[2]．

コンピテンシー7の付記をそれぞれこのARCSモデルに当てはめると
(a) 学習者の注意をひき維持する → Attention：面白そうであれば注意を引くことができる
(d) 学習者の意欲を高めるために，関連付けを確立する → Relevance：やりがいがありそうだ
(e) 現実で実施できるという期待を持たせる → Confidence：やればできそうだ
(f) 学習者が参加して成功する機会を提供する → Satisfaction：やってよかった
となるだろう．

心肺蘇生術コースのインストラクターが学習者に自己紹介をしてもらう場面があるが，ここで，インストラクターは学習者の知識／技能面での背景や，学習者のもつ興味関心を引き出すようにしたい．しかもその興味や関心は，様々な場面で探り続ける必要がある．これまでにもっている知識技能に何か上乗せできるものが学べると学習者が感じるとき，つまり，自分の生活や問題解決に関連がある場合に学習は促進されるからだ．

また別の場面で，心肺蘇生術のコース参加者に経験の少ない看護師が含まれていて，その受講生に難治性の心室細動（VF）で何度も徐細動して，様々な薬剤を使うことを要求するシナリオを呈示してシミュレーションさせると，受講生の動機づけは関連性の点で維持が困難になることがあるので注意が必要だ．彼女の現実の業務とは関連性が低いことなのに医師と同様の意志決定／指示をさせると「これが私と関係あるのだろうか？（relevanceが低い）」という思いや，「やってもできない（confidenceが無い）」，「この場に来るんじゃなかった（satisfactionが得られない）」などとARCSモデルのRCSの項目で黄色信号が点滅するかもしれない．もちろん看護師といっても救急部で実際にこのような場面に遭遇し，医師が何をやっているのか，どのような場面でどのような指示が出るのかを体験して業務に生かしたいと考えて参加した看護師ならば，この学習は役に立ち，満足なものになる．つまりは学習者によってその学習への期待が異なるので，それを探り，配慮する姿勢がインストラクターに求められる．

このコンピテンシー7原文には「Stimulate and sustain learner

motivation and engagement」とあり，関わり合い（engagement）について少し説明を加えたい．心肺蘇生術講習会では機器の扱い方を学ぶ場や，胸骨圧迫や徐細動を実施する場がある．このようなときに実施している受講生以外の受講生が学習に参加しているかどうか，インストラクターは気を配る必要がある．胸骨圧迫をしていない受講生に対して「胸郭を押す深さは何センチメートル程度がいいでしょうか？」などと質問すると，実施していない受講生も学習に参加することが出来るだろう．他の受講生達にも「次は自分が何か質問されるかも」という緊張感と集中力が生まれる．ARCSモデルでいえばAに含まれる変化性であろう[3]．

インストラクターコンピテンシー7の付記「(b) 目標／目的を明確にする」は学習者の動機付けにどのように影響するだろうか？ 学習者にとって，目標が遠すぎたり，曖昧であれば，学習意欲が低下することは想像に難くない．適切な目標設定は，学習者の知識経験に応じて，できれば個別化して計画する必要がある．心肺蘇生術講習会で受講者全てに同じチェックリストを用いることはこの点で再考すべきかも知れない．

学習者の目標については，さらにコンピテンシー5で触れることにする．

コンピテンシー8：プレゼンテーションを効果的に行う

ここでのプレゼンテーションとは，教育の場面で，学習の内容，説明などを現す様々な方略や表現方法／手段を意味する．講義様式の学習方法が，学童期から学生時代の私たちに深く染みこんでいるため，私たちは教育といえば講義という図式から抜け出せない事が多い．ここではコンピテンシー1：効果的なコミュニケーションを行うで付記されていた，
(b) 言葉による言語，および言葉によらない言語を適切に用いる
(e) コミュニケーションに適切なテクノロジーを活用する
などと関連させて，効果的プレゼンテーションを考えてみよう．

学習と言えば，知識を与えることという概念からか，シミュレーション学習の場でも，とりあえず説明から始めるインストラクションが散見される．実際に学習者が機器に触れて実習を始めるのはその時限が始まって随分時間がたった頃になる．まずは，今，目の前の学習者に持たせたいのは知識／技能／態度のどれかを良く考えてみよう．技能／態度の要素があるならば，それは実際に実施してもらわなければ達成出来ない部分が多いはずである．そうすると，実際に実施してもらいながら知識を持たせることが，学習効率を高める方法である．講義は学習様式の一部であり，その学習効果が不明である．なるべく講義を避ける学びの場の創り方を工夫してしすぎることはないだろう．コミュニケーションは言葉よりも言葉によらない要素が多いとされているように，学習も文字／言葉以外の要素にもっと注意を払い，学習が保証される学習様式を目指すべきである．コミュニケーションの日本語訳は「人間の間で行われる知覚・感情・思考の伝達（広辞苑）」であるが英英辞典では「imparting of information, sharing of ideas (The New Oxford American Dictionary)」である．インストラクターがよく「伝わったか」ということを気にするが，コミュニケーションの原点が意味の共有であることを真剣に考えると，伝えるだけでは不足する要素がある（辞書ではideaの共有とあるが，現象から関心相関的に立ち現れた意味を持っているとする構造構成主義的な観点からこのideaを意味とした）[4]．

コミュニケーションを図式化してみると，話し手の頭にある「意味」が「記号化」され，ある記号に変化して聞き手に渡され，聞き手の受け取った記号はその頭の中で意味化され，聞き手の頭に意味が浮かぶ[5]．プレゼンテーションはそもそもインストラクターの頭の中にある意味を学習者の頭の意味と近似させる目的で行われる．その記号は，プレゼンテーション書類の文字やアニメーションや音であり，その記号の渡し方はプレゼンターの表情や声の調子やジェスチャーで影響を受ける．重要なことは上述したように両者の意味が似ていることであり，多くの場合にそれが達成されない．

それではどうしたら効果的なプレゼンテーションになるだろうか？
方略として以下の3個を提案する．
1. なるべく講義しないようにする．講義をするならば，15分以内に能動的な学習方法（少人数グループ討論，学習者自身に概念を絵・グラフ・挿絵を描いてもらうなど）を入れるようにする．
2. プレゼンテーションが学習者の頭の中に意味共有を起こしているか確認するために，質問，小テストを利用する．
3. その瞬間，瞬間に学習者の知りたいこと，疑問を尋ね，その応答に応じて，プレゼンテーションの方略を変化させる．問題点に関する例題を解いてもらう．類似する別の例を示す．

などである．興味のある方は記号論をひもといて欲しい[6]．

付記 (c) 例を掲げて意味を明確にする．についてはコンピテンシー11での「明確化」で論じることにする．

コンピテンシー10：タイミングよく的確に質問をする

良く聴くインストラクターであれ，とインストラクターコンピテンシー1：効果的なコミュニケーションを行うの「(d) 背景に応じて積極的聴取の技術を用いる」に示されている．質問は積極的な聴取と繋がりが強い．ここでは，質問する場面と質問を受ける場面を分けて考えてみる．

まず，質問にはopenな質問（5W1Hで聞く質問）とcloseな質問（答えがハイかイイエや特定の事項になる質問）がある[7]．質問の形式を使い分ける練習として，以下の例がある[8]．

1) 一人がある絵をみて他の人に説

明する．説明を聞いた人はその絵を描くが質問はできない．全員の絵を見比べてみる．説明するだけで，質問しないと何が起こるかが分かる．
2）一人がある絵をみて他の人に説明する．説明を聞いた人はopenな質問だけ許されている．全員の絵を見比べてみる．openな質問の効果には，「沢山の情報を得ることができる」，「予想していなかった答えに遭遇して新たな結論を導くことが出来る」などであると分かる．
3）一人がある絵をみて他の人に説明する．説明を聞いた人はcloseな質問だけ許されている．全員の絵を見比べてみる．openな質問の効果には，「早く，効率的に要点に達する」があると分かる．

また学習支援者の役割には，ただ単に新たな知識／技能を与えることだけではなく，この学習によって，それまで学習者が持っていた知識／技能の断片が新たな結びつきを形成して，統合される場をつくることもある．質問で学習者のより深い思考を刺激するように心がけたい．「学習活動ならば講義」を避けるようコンピテンシー8：効果的なプレゼンテーションで示したように，思考を深めるための応用クイズのような質問は多様な学習活動の1つになる．要約のための質問，例えば，「ここまでの内容をまとめてみるとどうなりますか」も学習者の持つ知識を統合する助けになるだろう．「これ，知ってますか？」という質問の多用には注意が必要である．学習者は知らないことや不足する知識があり，その学びの場にいるのである．「これも知らない，あれも知らない」と責められるような詰問状況は権威勾配を作るための策略にもなり得る（注：権威勾配とは，もともと飛行機のコックピットの中での機長と副操縦士の関係を表したもので，航空業界で用いられてきた）．学習者の状況を把握して，学習目標を設定したり，教授方略を選択するための質問でありたい．また学習目標の達成までに学習者がどのような理解や把握をしているかを確認する質問や，学習目標の達成を確実にするための質問も是非実施したい．学習者が学んだはずだと思い込む指導者にならないためにこれらの方略は必須である．

次に，学習者からの質問を受ける場面について考える．日本人学習者は一般的に「質問はありませんか」では質問しないので様々な工夫が必要だ．「コンピテンシー7：受講者が意欲的に，集中して学べるように働きかける」で，「(c) 学習に対して好意的な姿勢を育む」とあったように，学習者からの質問を指導者が歓迎している態度を十分に示してみよう．質問を受けたときにその質問がその場の学習目標に適合しているならば，その質問から新たな学習活動を始めることもできる．具体的には，「今の質問はとても重要な問題ですね．それでは各グループでこの質問への答えを話し合ってみて下さい」という具合に少人数グループ討議にしてみる．もしも，質問がその時点での学習目標と関連性が低かったり，答える時間が十分に取れそうになかったりした場合には，ホワイトボードの隅や指導者のメモ用紙に質問を書き留めて，「この質問には後でお答えします」と受けとめるのも一策である．

コンピテンシー11：明確な説明とフィードバックを与える

このコンピテンシー11は2個の内容，明確化とフィードバックを分けて解説する．

明確化は学習支援者には欠かせない技能である．常に学習者が明確に学習内容を把握しているかを探り続けなければならない．ここには他のコンピテンシー，つまり「1：効果的なコミュニケーションを行う」での「(a) 聴衆，その背景，教養に適切な言葉，(b) 言葉による言語，および言葉によらない言語を適切に用いる，(d) 背景に応じて積極的聴取の技術を用いる」などが関連し，「コンピテンシー10：タイミングよく的確に質問をする」での「(a) 明確かつ適切な質問をする」も明確化に寄与する．特に学習者背景に応じて学術用語の難しさは使い分けるべきであり，市民対象の講習会で医学用語をほとんど使わないような配慮はその例である．

各学習者には，その学習者に潜在的に適合する学習スタイルがあるとされている[9]．インストラクターは，学習者に対して目標を達成させる責務があり，そのためには学習者にあった学習スタイルを考慮にいれた教授方法選択が重要とされる．医療者のシミュレーションコースで多数の受講生を一同に集め，これに対して少数のインストラクターが指導する場面が散見される．このような状況では，学習者個別に適合する学習スタイルの選択は不可能に近い．このような学習環境を肯定するコース開催者は，講義形式で多数の学習者一人として学んだ体験から外挿してシミュレーション教育に一斉教育を当てはめているのであろう．本来シミュレーション教育では，ある学習者が練習回数の必要な学習スタイルならば，何度も反復する場を創り，別の学習者が実施する状況を見るだけで実践可能になるならば，デモンストレーションをして，数少ない実演数でよいだろう．このような個々に応じた学習スタイル選択こそ，シミュレーション教育で求められる．

明確化の例題として以下の問題はどうだろうか？
＃＃＃
例題：あなたは市民を対象にした心肺蘇生術講習会で体外式自動除細動器の説明／実習を担当しています．ある市民受講生が，電気ショックを実施する瞬間に，傷病者から離れることが理解し難いようです．そのような受講生に新たに説明を追加する場合にどのような解説内容を考えますか？　その表現は，明確化方略としての
1．言い換える
2．類似を提供する

3．新たな例や応用で概念や原理を拡張させる

のどれにあてはまりますか？
###

　フィードバックは言い古された言葉なので，様々な理解で用いられ，ときに共通理解が難しい．『A Practical Guide for Medical Teachers』は第3版が出版され，第2版になかった新たな1章として，第47章に「Giving Feedback」が加えられた．是非一読を勧める．この章の冒頭に，"フィードバックは評価ではない"として，(総括的：注：これは松本の意訳)評価とフィードバックの形成的側面を使い分けるよう警鐘を鳴らしている．心肺蘇生術コースで受講生が不整脈や心停止シナリオで患者を治療／蘇生する場面で，シナリオを終えた受講生にインストラクターがいわゆるフィードバックするとき，「流れは良かったと思います．リーダーとして声も良く出ていました．心室細動のアルゴリズムでは，早期徐細動が重要ですが，使用する薬剤はアドレナリンの他に何がありますか？」という言葉が掛けられ受講生が答えた後，次の受講生がシナリオに取り組む．この例では，受講生に対してインストラクターは3点について言及している．つまり，1) 流れは良い，2) 声が良く出ていた，3) 心室細動の治療薬の知識確認である．「流れ」という表現は極めて曖昧であるがこれを「アルゴリズムに従って実践ができた」と解釈しよう．この学習の目標が，心室細動のアルゴリズムを理解し，実践できるであれば，この「流れは良かった」は総括的評価に相当する．おそらく，ほとんどのインストラクターはこれを評価の意味合いで用いていると推測される．この表現を「あなたがこのシナリオで実践されたことを振り返ると，心停止を認識してからモニター付き徐細動器が到着してモニター上波形が心室細動であると診断して30秒で徐細動が出来ていました．治療薬として，アドレナリンを使いましたが，なかなか治療出来ません

でしたよね．他に考慮すべき薬剤は何かありますか？」と形成的に変えてみると，学習者は自己の実践状態を把握し，改善点（薬剤選択）を内省できるのではないだろうか．現実，評価との区別を明らかにしたフィードバックを実施するのは困難と迷いを感じるかも知れないが，試みる価値は高い．

　インストラクターコンピテンシー11の記述に，フィードバックには様々な分類が示されている．つまり，フィードバックは学習者の状況や，フィードバック授受の場によってその意味や効果が異なるため，ときには共通理解が困難なほどの多様性がある．

　敢えて私はここで，フィードバックの意味として，「フィードバックとは，学習者が内省を得て，変化することを保証する学習支援」を提案したい．シミュレーション学習では，学習者に何らかのシナリオを呈示して，実施してもらう．シナリオが終わったところで，学習者の内部には何らかの「インパクト」が生じることがある．本来，適切なシナリオにより，意図していた学習内容に関する「インパクト」を学習者に与えることが期待される．この模擬体験が学習者の学習スタイルやその職能との関連性などの面で適合していれば，周囲が何も言わなくても，学習者は，内省から変化を来し，次回同じシナリオに，あるいは，現場で類似の場面に，これまで以上の実践を示すであろう．しかし多くの場合には，シナリオには情報の質と量が多様であり，学習者には「出来なかった，難しかった」などの感情も起こるので，学習支援者が，学習者の気持ちを落ち着かせた後で，内省に適切な課題を示す補助が必要となる．日本の心肺蘇生術コースの現場では，この補助として，「ポジティブ／ネガティブ／コンストラクティブ・フィードバック」を使い分けるとされている．心肺蘇生術指導者ワークショップでは，「ポジティブ・フィードバック：できたことを"できた"と伝え

る，ネガティブ・フィードバック：できなかったことを"できなかった"と伝える，コンストラクティブ・フィードバック：できなかったことを"○○すればできる"と建設的に伝える」などと分類している[10]．これは，フィードバックの言葉／内容が学習者へ否定的印象を与えないように配慮することを求めているようだ．この点に別の視点を提案したい．つまり，「学習支援におけるフィードバックの要素は，第一は内省，第二は変化，そして第三に保証からなる」，とする視点である．

　フィードバックは学習支援の1つであり，学習目標達成に対して責任ある支援が，社会人の訓練には重要である．学習が「学習者内で起こる認知や態度変化」と「そのような変化の継続」とすれば，フィードバックは変化をもたらす必要がある．変化をもたらす切っ掛けは様々だが，インストラクターが学習者に与える言葉もその1つである．シミュレーションでシナリオを終えた学習者がインストラクターからの言葉で内省を得たり，自己の状態について洞察を得たりすることをフィードバックの第一の要素「内省」とした．インストラクターの言葉は学習者の状態，目標との差などを示すべきであり，人格に言及したり総括的評価になったりしないよう配慮すべきである．次に第二の要素「変化」には，学習内容が知識ならば，ある概念理解がされ，技能であれば，これまで出来なかったことが実践され，態度ならば，持てる知識と技能を適切に用いる姿を示すようになることがある．シミュレーションは失敗から学ぶ場でもある．学習者がシナリオを実施して，間違った部分は，その後にくりかえし実施して適切なレベルに到達するまで練習できることが，シミュレーションの利点である．心肺蘇生術教育で，シナリオ後の学習者に，実践面でもう一度すべきことがあるならば，それを実施してもらって変化を確認することがフィードバックの第三の要素「保証」となる．その

変化が学習の目標に向かうフィードバックこそがポジティブ・フィードバックであり，逆に，内省の結果生じた変化が学習目標から遠ざかるフィードバックをネガティブ・フィードバックとする視点はこれまで，「とにかくネガティブ・フィードバックを避けて，ポジティブ・フィードバックを使い，褒めましょう」という方略に疑問を感じていた方々に理解していただける視点ではないだろうか？　指導者から否定的な言葉を受けても，その指導者に憧れや信頼を持っている学習者は，表面的には否定的な言葉を乗り越えて，一段と成長する一方，適当に褒められたら，努力を怠ったり自信過剰になったりして，成長しない学習者がいることが，この視点から説明できるだろう．

なかでも第三の要素「保証」は，心肺蘇生術教育ではあまり意識できない要素であり，前出の「第47章 Giving Feedback」の一読を勧める．フィードバックの「内省→変化」は，どの瞬間に起こるのだろうか？「内省→変化」が生じる時間と空間の選択に，学習支援者は慎重であるべきだ．心肺蘇生術教育では，何月何日何時に何処でという時間と空間を設定された状況での学びなので，シナリオを終えた学習者は，インストラクターが尋ねる質問に答えて知識を得たという変化をその場で示し，インストラクターが「もう一度やってみて下さい」と言えば素直にこれに従い，技能を得たという変化をその場で見せる．つまり技能の実施（変化）がその場で起こることが保証されやすい場があらかじめ用意されている．しかし，一般的な学びでは何処で何時「内省→変化」が起こることを，特に学習者が快く受け入れるか，一定の決まりはない．ある疾患の診断方法が未熟だと指導者に指摘された学習者は，自身もその未熟さを内省し，変化を心に誓う．その時，指導者が「何月何日までにレポートを提出」と言われるとこれを快く受け入れ，良い変化を保証するだろうか？　逆に，学習者自身が，「この件について，何月何日までに勉強してきますので，ご指導をお願いします」と変化保証を自分で示す方が自律性の高い学びとも言える．つまり変化の保証は，学習者の自律性に応じて使い分けが必要であり，自律性が低い学習者には，「この問題は次に何日の何時にまた学ぼうか」と指導者先導的に「内省→変化」を「保証」するべきであり，自律性が高い学習者では自らその保証時期や場を決めることを指導者は受けとめればよい．

冒頭に述べたように，「フィードバック」という言葉の持つ側面が多様であり，共通理解が困難な可能性があるので，敢えて，インストラクターコンピテンシーの周辺的事項について述べた．私自身がこのコンピテンシー11の解釈と実践に修行中であり，先輩諸氏からのご指導が頂ければ幸いである．

2.2 熟練インストラクター向けibstpiインストラクターコンピテンシー
2.2.1 計画と準備
コンピテンシー5：インストラクションと方法と教材を企画準備する

インストラクターの熟練度が上がると，初心者インストラクターの指導や，シナリオ準備の役目を果たす立場になる．また，自前でコースや教材を開発することもある．これらの場面で重要なことは，学習や訓練には目標があり，目標達成に責任を持つことである．目標達成は効果的，効率的に行われなければ現実の制約の中で学習や訓練が成立しない．また，魅力的でなければ，大人はその学習や訓練を選択しない．

学習内容を大きく分けて，知識／技能／態度とすれば，それぞれの目標を立てやすくなるだろう．またそれぞれの目標達成をどのように評価するかを前もって十分検討するべきである．知識の目標達成は筆記試験，技能の目標達成はチェックリストで確認されることが多い．最近のテクノロジーを生かして，e-Learningでの知識レベル確認や，シミュレーションの状況を録画して，行動を振り返ることもできる．

目標達成に責任を持つことが，インストラクターの責務である．筆記試験の結果が合格水準でない場合や，チェックリストでチェックできない項目がある場合，これは学習者の無能や不勉強のせいにしてはならない．逆にこのような不十分な結果は，インストラクターの教授方法や教材に改善の余地ありと判断し，対応すべきである．私たちは，学校教育で受けた体験から，学習の効果判定では，不合格から優秀まで様々な達成結果があることは当然であるように仕付けられている．またそれが許される状況なので，教師は不合格も仕方がないと甘んじることもある．航空業界がパイロットの空港着陸操縦能力でどれだけの不合格を許す目標設定をするのが適切であろうか？　心肺蘇生術教育では，どれほどの受講生が，心肺停止から患者を救えないとしてもコースは成立するのだろうか？　成人学習の原則は「完全習得」とされている[11]．完全とは，学習者の90％以上が目標を達成し，目標の90％以上が達成されることである．この根底には，自律的に学ぶ成人学習者は，学習方法と学習速度を個別に適正化すれば，必ず学習できるという原則がある．

ここまで読んで，一部の心肺蘇生術教育インストラクターには疑問を持たれる方があるだろう．そして，「あのチェックリストは膨大で全項目の90％を達成させるのは無理だ」とか，「一部の受講者にはチェックリスト項目の90％達成は必要ない」とお考えかもしれない．このibstpiインストラクターコンピテンシー5に記述しているように，コース自体がインストラクショナルデザイン（教授システム学）に基づいているかどうかが非常に重要である．もしもそのようなコース（例：AHA PALS/ACLS/BLSなど）では，コース前に十分な予習プログラムを終え

ることが前提の学習者が参加するので，コースが定める筆記試験やチェックリストは，完全に習得されなければならないインストラクターの責務となる．インストラクターは目標達成へ向けて，学習者に応じて，適切な教授方法で対応すべきである．一方，ある種の心肺蘇生術コースで，コースの設計／教材／教授方法がそのような学問に準拠していない場合には，チェックリスト自体が問題であり，そのようなリストならば，完全習得を求めることもできない．

ただ単に，自分よりも知識／経験の無いものには教えることが出来るというインストラクターの姿は，教授システム学の立場からは認めがたいことを，このコンピテンシー5は現している．

2.2.2 指導方法と方略

コンピテンシー9：ファシリテーションを効果的に行う（注：このファシリテーションの意味は「議論の仕切り役」である）

このコンピテンシーを熟練インストラクター向けに位置づけた理由は，初心者インストラクター向けで紹介したコンピテンシーである動機付け，プレゼンテーション，質問と積極的聴取，明確化，フィードバックを総合的に動員するべき深遠さがこのコンピテンシーにあるからである．成人学習では学習の場に参加する者の持つ知識／技能には多様な差違がある．ある学習課題が一部の学習者には既に習熟された内容であれば，その学習者は動機付けを失うかもしれない．グループ議論の場でこのような知識／技能をもつ学習者が，他のメンバーに自分の経験を語る場ができると，この経験豊富な学習者の動機付けはKellerの分類ARCSでの「S：満足」が満たされて，これを契機に学習の場へ積極的に参加するかもしれない．「効果的プレゼンテーション」で論じたように，インストラクターが選択しうる学習様式の1つとして，議論／少人数グループ討論は講義依存的なプレゼンテーションを打ち破る意味で選択したい学習様式である．講義を長々と続けるよりは，講義を短くして少人数グループ討論を応用して，学習効果を高めたい．しかし，この議論は学習目標に達成させるための学習様式であり，ただ単に学習者を野放しに喋らせる時間ではない．学習者の発言を積極的に聴取して，学習目標に沿った議論が行われているか見守る必要がある．時には，「これまでの議論は今回の学習目標に向かっていますか？」や「予定時間の半分が経過しましたが，Aさんこれまでの議論を簡単にまとめて頂けますか？」などの質問を学習者に投げかけて，議論を方向付けたり整理したりすることも議論を学習目標から外さないために役立つだろう．「今のBさんの発言は，言い換えると◎◎という意味でしょうか？」のような質問や，「Cさんの質問は，この学習に非常に重要な概念について言及していますね．Cさんもう少し詳しく説明してもらえますか？」と新たな概念の発展を促すことも議論を明確にする．これらの例で示されるように，議論を学習目標達成に用いるには，様々なインストラクターコンピテンシーの応用が必要であり，このコンピテンシーは熟練インストラクターの重要技能である．

医療者教育では，内省を得て実践を改善するうえで，デブリーフィングが重要な手法とされている．ここでのデブリーフィングとは，シミュレーション訓練後の構造化された振り返りやフィードバックのことをさす[12]．チームでのデブリーフィングはグループでのディスカッションを定型化することで容易になる．デブリーフィングを行う学習者に対して，適切なフィードバックは重要な促進役を果たす．このように，議論を促進して学習目標への達成を支援するためには，インストラクターが絶え間なく議論を概観し，適度な介入を実施することが必要であり，訓練を要する．一般企業では様々な会議での優れたファシリテータが求められており，数多くの書籍がこれに言及しており，このコンピテンシーの習得の参考になる．

コンピテンシー12：知識とスキルの保持の促進

私たちが組織／社会で学習／訓練する目的は，その組織／社会にとって解決すべき問題があり，その解決のために何らかの知識／技能を向上させる必要があるからである．従って，私たちの学びは，問題解決に必要な程度をゴールとして，現状とゴールの溝（ギャップ）を埋めるようにしなければ効果が不十分となる．学習は常に，これまで持っていた知識／技能に関連づけ，何かを付け足すように行われるべきである．心肺蘇生術の講習会を受講した後，数ヶ月で受講者の学習結果は消失してしまうことが多数の論文で報じられている．学習を保持する仕組み／工夫を学習者に提供することが，学習支援者に求められる．心肺蘇生術コースでは，コース終了時の筆記試験や実技チェックで学習目標に達成していても，インストラクターがその保持の重要性や保持の方略を示すことが重要である．再訓練を実施する計画をコース中に立案させたり，同じ職場の指導者と学習者の組み合わせならば，コース終了後のある時期に再訓練の機会を作ったりすることも出来るだろう．現実に，ある学習が現実での学習者の行動を変えて，結果を出すにはその学習システム全体を俯瞰して管理する能力が求められる[13]．従って，このコンピテンシーは熟練インストラクターや学習支援管理者に必要と思われる．

コンピテンシー13：学んだ知識やスキルが実際に使えるように働きかける

このコンピテンシー「伝達」は前項の「維持」と類似して，学習が現場で解決すべき問題に寄与するよう推進するインストラクター技能を説明している．学習者が現場でその学習を用いてその問題を解決できるように，学習者の現場に似た状況を作るのはその方略の1つだろう．心肺

蘇生術教育で，学習者の誰もに「人が目の前で意識を失っています」という状況設定をするよりは，「あなたは放射線技師さんですね．それでは造影剤を用いたレントゲン検査を開始したとき，患者さんが苦しそうになり，ついには意識を失いました」という設定に工夫すれば，学習者はその訓練を思い出して，現場で実施できる可能性が高くなるだろう．

学習者が現場に帰って，学習の成果を発揮できない場合がある．職場外で学んだ心肺蘇生術で高い技能を看護師が身につけていても，その看護師が，心肺蘇生術の現場でリーダーとして蘇生チームを管理することは，非常にまれである．1つの方略は，そのような心肺蘇生術教育がその看護師の現場で実施され，心肺蘇生術の現場では職種に関係なく，リーダーを務めることが当然という「文化」を創ることである．もしかしたら，自分の病院では心肺蘇生術のリーダーを務めることはないので，チームメンバーの役目だけを学習することを希望する看護師にはそれを許容すべきであろう．

学習／訓練は様々な問題を解決すべき共通の要素である．学習する能力を高められた職業人はその課題以外にも他の課題でその学習／訓練方略を応用して，別の問題を解決していくようになる．インストラクターに求められるのは，そのような学習／訓練文化を学習者に育むよう促すことである．そうしなければ，いつまで経ってもインストラクターの負担は増大し，受け身の学習者が解決できる問題は限られたままである．

コンピテンシー14：メディアとテクノロジーを使って学習効果を高める

このコンピテンシー14はインストラクターが用いるメディアとテクノロジーを学習促進の観点から整理している．学習によっては，高度な技術の機器よりも，紙と鉛筆，あるいは壁のポスターの方が効果と効率の点で勝ることもあり得る．また，このコンピテンシー14は前出のコンピテンシー1：効果的コミュニケーションやコンピテンシー8：効果的プレゼンテーションとも関連する項目であり，いずれも学習は学習の中で起こることであることを考慮して，メディアとテクノロジーを選択する重要性を示している．指導者が学習者の学習促進を軽視して，自分の好みや限られた技能でメディアとテクノロジーを使用していないか気にとめておくべきだろう．

2.2.3 アセスメントと評価
コンピテンシー15：学習効果とその実用性を評価する

このコンピテンシー15は，他の「コンピテンシー5：指導方法と教材の計画」や「コンピテンシー7：動機付けと関わり合い」と関連が強い．社会／組織人の学習には，明確な目的／目標がある．そしてその目的が設定されるときには同じ程度の必要性で目的に見合う評価方法が選定されるべきである．逆に言えば，評価が曖昧な目標は，教育し難い．具体例としては，心肺蘇生術教育では，胸骨圧迫の深さが成人で5cm以上であることは重要な学習目標なのだが，この実践を評価することは，圧迫の深さを測定して明示する機器を用いるとき以外には，評価できないので評価項目にならない．つまり目標を設定するときには，客観的に評価可能な目標であるかどうか十分に検討する必要がある．

学習においては，学習目標の明示とともに，評価基準の明示は非常に重要である．この評価基準が明確であれば，学習者は努力目標を決めやすくなり，動機付けされる．評価が評価者の価値観，独自基準，美的感覚などで行われるならば，学習者はその判定に納得ができず，学習する意欲さえ低下するだろう．

私たちは学校教育の刷り込みのためか，学習目標達成の評価は，学習最終段階で，最終判定のために用いられるものであるともいうべき先入観にとらわれがちである．評価の基準は学習の途中でも用いることができ，学習者の状態を把握することで，目標達成までの練り上げ方略選択の助けになる．評価の方法を学習者に渡せば，学習者自身で自己の状態を判断して，目標までの学習を自ら計画し，実践することにつながる．学習評価として用いられる筆記試験や実技試験は，クイズや実技チェックのような名称で，最終評価ではなく，練り上げていくための評価として用いることにより，評価基準を学習促進に役立てることができる．

2.3 学習支援の管理者向け ibstpi インストラクターコンピテンシー

ここでの学習支援の管理者とは，講習会やシミュレーション訓練などの様々な学習様式で，学習者の学習が促進されるよう支援する場面での管理者である．

2.3.1 プロフェッショナルの基礎
コンピテンシー2：専門分野の知識やスキルを常に磨いておく

プロフェッショナルに対して，社会一般的に求められる通念には，「プロフェッショナルは常に最新の知識，最高の技能を持っているべき」という期待がある．その期待に応えるには，インストラクター個人が最新の技術／最高の技能を得るように努力し続ける．そうならば，このコンピテンシーは「初心者向け」や「熟練インストラクター」のコンピテンシーに含まれても良いはずである．しかし敢えてこのコンピテンシーを「学習支援の管理者向け」に配置したのは理由がある．インストラクターが最新や最高を維持するために，インストラクター個人で精進しても限界があり，それを乗り越えるには学習支援管理者がインストラクターの知識／技能の向上を促進する仕組みを支えることが必要である．インストラクターの発展に役立つ勉強会／ハンズオンセミナーを開催したり，インストラクターに適合する指導者を紹介したりすることが出来るだろう．

コンピテンシー3：規定の倫理や法を遵守する

学習の管理者は，学習の場と社会の関係について，配慮する必要がある．学習は社会の規制内での活動であり，社会の規範によって制限を受ける．特にコピー機やインターネットの発達により，簡易に資料を得ることができるが，その知的所有権や信憑性に十分注意するべきである．

2.3.2 計画と準備
コンピテンシー6：インストラクションに必要な具体的な準備をする

このコンピテンシーは理解困難な部分は少なく，学習支援の準備について全般的に記述している．このコンピテンシーは，初心者のインストラクターにとっても有益な事項として，付記のなかで，以下が適切だろう．

(a) 学習者の苦戦や質問を予測して準備する．
(c) キーポイント，妥当な例，逸話，追加資料を識別する．
(f) 機器，テクノロジー，ツールの準備を確認する．

学習者が元来持っている知識／技能により，学習の困難さは様々なので，どの内容で学習が躓くかを，学習者の状態や学習内容／目標から予測して，学習支援の準備をするよう心がけるべきである．適切な質問を準備したり，質問を想定して解答を準備しておくことも役に立つ．学習目標に応じたキーポイントを示し，目標に達成させるために学習者の言語理解や学習スタイルに適した説明，例示，逸話，追加資料の準備も欠かせない．様々な機器の準備を怠ると，学習効果が低下するばかりか，機器復帰を待つ学習者の満足度低下や動機を失うことになりかねない．

管理者向けにはこのコンピテンシーの以下の付記が重要だろう．
(b) 指導に向けて学習者を準備させる．
(e) すべての学習者にアクセス可能な指導リソースを作成する．

学習者が学習目標に対して，低すぎるレベルの知識／技能のまま，学習の場に現れたら，学習が成立しにくくなる．前もって学習者にワークブックやプレテストを実施してもらったり，学習目標を明示しておくことが，学習者の入口状態のばらつきを少なくするだろう．学習者に適切な教材を前もって配布したり，インターネットでアクセス可能な資料を提示することも役に立つ．

2.3.3 アセスメントと評価
コンピテンシー16：インストラクションの効果を評価する

学習の成立には，教材，教授方法／学習活動，インストラクターのパフォーマンス，機器／設備の4領域全てが影響する．「心停止の治療として，除細動（電気ショック）を実施することが出来る」という学習目標があるときに，

1）教材が，専門書の写しで理解が難しい
2）講義のような説明ばかりが長時間行われ，実習時間／回数が少なかった
3）インストラクターが学習者の実技能力獲得を確認しなかった
4）徐細動器の不調で，使用できない時間が続いた．教室の近くで工事があり騒音が学習の邪魔をしたなどの状況はどれも避けるべきである．これらの面で学習者の理解／習熟／満足はどの程度かを測ることが，管理者に求められる．

学習の終わりにアンケート調査を行うことが多いが，その項目は上記4領域全てに関連する回答を得るべきである．また，機器／設備では，学習会場の気温／湿度，騒音などを学習者に適宜探りながら，途中評価を続ける責任が学習管理者にはある．

2.3.4 管理
コンピテンシー17：学習と実践を促進する環境の管理

教授方法で時間管理の重要性はこのコンピテンシーに含まれている．学習の行程には，分析，教材／教授方法準備，教授など様々な要素があるがこの全行程を管理するという広い範囲でも時間管理が重要である．

また，学習環境には問題や予期せぬことが起こる．学習者間の口論や私語もその1つだ．前者については，学習の場では権威勾配，上下関係を排除して，「ここでは参加者は皆，対等な立場で学習に臨む」という原則を呈示して，実践するべきである．

また，後者の私語は，どうして発生するのか原因を追究すべきである．学習者に疑問がある，理解困難な事項がある，学習活動／内容におもしろみが不足しているなどが挙げられるかもしれない．一定の学習活動，例えば講義が続きすぎる場合や，音響や明るさが不適切なために学習困難がある学習環境も原因となる．これらの原因群のなかから，可能性が高い事項への対策をとるべきである．ここでも他のibstpiインストラクターコンピテンシー（IIC）実践がなされるべきである．疑問があるかどうか，質問する（IIC：10），理解困難があるならば明確化を図る（IIC：11），講義を長時間続けず，他の学習活動も応用する（IIC：8）などである．

コンピテンシー18：適切なテクノロジーを使って，インストラクションを管理する

はるか昔に，壇の上の聖人が大衆に向かって何か有り難いことを伝えていた場面ではほとんどテクノロジーは用いられなかったが，教育システムや環境には様々なテクノロジーが応用されるようになった．テクノロジーは諸刃の剣である．特に，ネットワークに接続したパーソナルコンピュータを用いて，学習者の個人情報や，評価／成績を扱う場合に，個人情報漏洩への注意が必要である．このコンピテンシー18の最後に「テクノロジーは新たな可能性を導いたが，また新たな責任も導いた」とあるように，これを使いこなすコンピテンシーが求められる．

3. ibstpi インストラクターコンピテンシーの応用

最後に，ibstpi インストラクターコンピテンシーの医療における応用として，
1) 心肺蘇生術インストラクター養成
2) 教授システム学の医療者学習への応用
3) コンピテンシー概念を応用した医療者教育／学習支援

について簡単に述べる．

3.1 心肺蘇生術インストラクター養成

3.1.1 AHA ECC と ICLS のインストラクタープログラムでの違い

AHA ECC は2005年ガイドライン対応プログラムの一環として，インストラクタープログラムであるコアインストラクターコースを開発した．このプログラムは ibstpi インストラクターコンピテンシーに準拠している．一方 ICLS でのインストラクター養成には元来そのような標準的プログラムがなかった．

3.1.2 ibstpi インストラクターコンピテンシーの ICLS インストラクター養成への応用

池上，松本らは2009年より，従来の ICLS インストラクター養成ワークショップ（WS）に ibstpi インストラクターコンピテンシーを応用したプログラムを実施した．その WS 終了後，受講者にアンケート調査を行い，参加者24名より回答を得た．職種は医師4名，看護師12名，救命救急士8名であった．受講者満足度を5段階で評価させたところ，従来の WS で行われてきた内容への評価が平均4.4であったのに比べ，IC の講義に対しては平均4.6の満足度だった[14]．

3.2 教授システム学の医療者学習への応用

3.2.1 インストラクターの役割の多面性経験

心肺蘇生術インストラクターには様々な業務がある．例えば，初心者のインストラクターは学習者に接するよりも，準備やインストラクター補助として活動しながら実際に教えることを学ぶ．一方で経験豊富なインストラクターは，他のインストラクターの支援や講習会の運営，管理に責任をもつ．このように，学習の場を創るには，準備／計画，実施，運営／管理などの要素があることも，インストラクターは身をもって感じる．しかしながら，多くの場合に，系統的な知識がなければ，学習の場を創る者にとっての問題点抽出や対処／解決が曖昧になる．

3.2.2 教授システム学（インストラクショナルデザイン）の実践

ibstpi のメンバーには教授システム学（インストラクショナルデザイン）の専門家が含まれており，ibstpi インストラクターコンピテンシーの構成は教授システム学のモデルと類似していると見なすことが出来る．読者には，是非，教授システム学について『最適モデルによるインストラクショナルデザイン』（鄭仁星，鈴木克明，久保田賢一著，東京電機大学出版局），『インストラクショナルデザインの原理』（鈴木克明，岩崎信監訳，北大路書房）などをひもといてみることをお薦めする．

3.2.3 インストラクショナルデザイン的な視点で心肺蘇生術教育を概観する

浅学ながらも教授システム学風な視点から心肺蘇生術教育を概観してみる．

インストラクターコンピテンシーを学ぶことにより，教授システム学という科学を知る機会を得る．この知識があると，AHA の ECC プログラムには随所に教授システム学を応用していると思われる要素があることに気づく一方で，ICLS プログラムには教授システム学を応用すべき問題を見いだすことができる．

3.3 コンピテンシーの概念を応用した医療者教育／学習支援

3.3.1 コンピテンシーとは

コンピテンシーとは，ある組織内で課せられた職務を高い能力で遂行する個人の行動特性ともいえる．簡略には，組織内で求められる職務者の知識／技能／態度とされる．

3.3.2 医療従事者の職務とコンピテンシー

コンピテンシーの概念を応用すると，医療従事者はそれぞれの職務において，
1) 独り立ち（患者さんが安心する程度）の医療従事者コンピテンシー
2) 熟練（患者さんが遠くからでも尋ねてくる程度）の医療従事者コンピテンシー
3) 管理者（患者さんに必要とされる組織を運営する程度）の医療従事者コンピテンシー

などを策定して，その訓練／評価システムを構築することも可能になるだろう．その訓練内容を知識／技能／態度に分類して，それぞれに見合った学習方法／評価方法を開発することもできる．

4. おわりに

ibstpi インストラクターコンピテンシーは，医療従事者の学習や教育に応用が可能な科学的記述である．この論文では心肺蘇生術のインストラクター養成目的で，このコンピテンシーセットを3つにわけて，トレーニングへの応用を促進することを目指した．また，最後に医療者学習／教育での ibstpi インストラクターコンピテンシーの応用について簡単に記した．

患者安全を目指すには，質の高い医療者の養成が中心課題であり，医療従事者は自身の訓練について，真摯に取り組む必要がある．ibstpi インストラクターコンピテンシーを基盤として，日本人の文化に適合した

指導者養成プログラムの開発が期待される．

文献

1) 松本尚浩．(2009)．インストラクターコンピテンシー講習会への受講生の反応．第41回日本医学教育学会．大阪市．
2) 鈴木克明．(1995)．「魅力ある教材」設計・開発の枠組みについて．教育メディア研究．1，50-61．
3) Keller, J.M., & Suzuki, K. (1988). Use of the ARCS motivation model in courseware design (Chapter 16). In D.H. Jonnasen (Eds.), Instructional designs for microcomputer courseware. Lawrence Erlbaum Associates. USA.
4) 西條剛央．(2005)．構造構成主義とは何か－次世代人間科学の原理．京都：北大路書房．
5) 田沼正也．エンジニアのための記号論ノート．図3.3．http://www.wind.sannet.ne.jp/masa-t/isej/jise03/sassure.html．
6) Daniel Chandler／田沼正也訳．初心者のための記号論．http://www.wind.sannet.ne.jp/masa-t/
7) page 4, appendix 9, Crew Resource Management, http://www.caa.co.uk/
8) Open versus Closed Questions Exercise, http://www.skillsconverged.com/FreeTrainingMaterials/tabid/258/articleType/ArticleView/articleId/629/Open-versus-Closed-Questions-Exercise.aspx
9) 青木久美子．学習スタイルの概念と理論及びそれに基づく測定方法．http://www.code.u-air.ac.jp/wp-content/uploads/05-11.pdf
10) 山岡章浩．(2009)．フィードバック(FB)について．宮崎ICLS指導者養成ワークショップ資料．
11) ガニェ RM，ウェイジャー WW，ゴラス KC，ケラー JM／鈴木克明，岩崎信（監訳）．(2007)．第13章 学習者のパフォーマンス評価．インストラクショナルデザインの原理，pp.313-316．京都：北大路書房．
12) Flanagan B. (2008). chapter13 Debriefing: theory and techniques. Riley, RH (Eds). Manual of simulation in health care. Oxford university press.
13) Kirkpatrick D.L. & Kirkpatrick J.D. (2005). Evaluationg Training Programs, 3rd ed. Berrett-Koehler Publishers. USA.
14) 松本尚浩．(2010)．インストラクターコンピテンシー(IC)の医療教育への応用．第57回日本麻酔科学会学術集会．福岡市．2010年．

補足1：ibstpi instructor competency (2003)

Professional Foundations
1. Communicate effectively.
2. Update and improve one's professional knowledge and skills.
3. Comply with established ethical and legal standards.
4. Establish and maintain professional credibility.

Planning and Preparation
5. Plan instructional methods and materials.
6. Prepare for instruction.

Instructional Methods and Strategies
7. Stimulate and sustain learner motivation and engagement.
8. Demonstrate effective presentation skills.
9. Demonstrate effective facilitation skills.
10. Demonstrate effective questioning skills.
11. Provide clarification and feedback.
12. Promote retention of knowledge and skills.
13. Promote transfer of knowledge and skills.
14. Use media and technology to enhance learning and performance.

Assessment and Evaluation
15. Assess learning and performance.
16. Evaluate instructional effectiveness.

Management
17. Managc an environment that fosters learning and performance.
18. Manage the instructional process through the appropriate use of technology.

Ibstpi インストラクターコンピテンシー日本語訳（http://www.ibstpi.org/downloads/instructor_competencies_in_japanese.pdf）

プロフェッショナルとしての基礎
1. 効果的なコミュニケーションを行う．
2. 専門分野の知識やスキルを常に磨いておく．
3. 規定の倫理や法を順守する．
4. プロフェッショナルとしての信用を確立する．

企画と準備
5. インストラクションと方法と教材を企画準備する．
6. インストラクションに必要な具体的な準備をする．

方法と戦略
7. 受講者が意欲的に，集中して学べるように働きかける．
8. プレゼンテーションを効果的に行う．
9. ファシリテーションを効果的に行う．
10. タイミングよく的確に質問をする．
11. 明確な説明とフィードバックを与える．
12. 学んだ知識やスキルが持続するように働きかける．
13. 学んだ知識やスキルが実際に使えるように働きかける．
14. メディアやテクノロジーを使って学習効果を高める．

評価
15. 学習成果とその実用性を評価する．
16. インストラクションの効果を評価する．

マネジメント
17. 学習効率と学んだことの実践を促進する環境を維持する．
18. 適切なテクノロジーを使って，インストラクションのプロセスを管理する．

添付資料

ibstpi インストラクターコンピテンシー
第4章 インストラクターコンピテンシー

議論と理論的根拠　概観

この章では ibstpi インストラクターコンピテンシーとパフォーマンス記述書（performance statement）を検証する．それぞれの部分には，(a) ある領域でのコンピテンシーの概観，(b) それぞれのコンピテンシーの記述とどのように関連するパフォーマンス記述書で支持されているか，そして (c) 特定のパフォーマンス記述書が対面，オンライン，そして混合型教授設定でいかに示されるかの議論が含まれる．章は5個のコンピテンシー領域で体系化され，様々な教授活動や課業に関連する知識，技術，態度のセットをそれぞれが具象している．これらの5個の領域は，(1) プロフェッショナルとしての基礎，(2) 企画と準備，(3) 方法と方略，(4) 判定と評価，そして (5) マネジメントである．引き続いて，それぞれの領域でのコンピテンシーとパフォーマンス記述書の解説を行う．

プロフェッショナルとしての基礎

プロフェッショナルとしての基礎領域でのコンピテンシーは，インストラクターとは教授－学習設定を超えた範囲の責任を持つ専門メンバーと明確に認識するものである．どんな専門とも同じように，効果的コミュニケーション，自身の知識と技能向上，法的／倫理的原則の遵守，そして信頼維持が，インストラクターにとって義務であり期待されている．これらの義務と期待を満たすのに必要な知識，技能，そして態度は，教授あるいは訓練のプロフェッショナルとしての基礎をなしている．

以下に議論されるそれぞれのコンピテンシーは4個から6個のパフォーマンス記述書で支持されていて，これらはそのインストラクターコンピテンシーを示すことに関連する知識，技能と態度に言及している．

1. 効果的なコミュニケーションを行う．
(a) 聴衆，その背景，教養に適切な言葉を用いる．
(b) 言葉による，および言葉によらない伝達手段を適切に用いる．
(c) どのようなものの見方かを探り，様々なものの見方を認める．
(d) 背景に応じて積極的聴取の技能を用いる．
(e) 理解共有するために適切なテクノロジーを用いる．

効果的コミュニケーションは全てのインストラクターにとって基本的技術である．コミュニケーション技術は効果的インストラクターの最も重要な技術であると実践的専門家に認識されている，とコンピテンシーセットの基になっているデータが示している（第6章参照）．有能なインストラクターは定期的に多くの異なる個人／グループ，つまり学習者，指導者，教授システム学デザイナー，主題に関する専門家（subject-matter experts），訓練管理者，支援スタッフ，そして他のインストラクターとコミュニケーションをとる．出来るインストラクターはまた，対面会合，覚え書き，電話，電子メール，遠距離会議など様々な方法のコミュニケーションをとる．

適切な言葉はコミュニケーションの場の聴衆，流れ，文化による．例えば非公式な言葉，不完全な文章そして絵文字はある流れでは電子メールやチャットで使うのは適切であるが，他の状況ではもっと公式のコミュニケーションスタイルが必要である．［オンライン設定の文省略］

非言語コミュニケーションはインストラクターにとって，もう一つ別の重要な技術である．対面型での有能なインストラクターは，プレゼンテーション中にコミュニケーションを高めるために，声の調子，アイコンタクト，ジェスチャー，沈黙，動作，体位そして距離を使う．［オンライン設定の文省略］

積極的聴取を用いるのは流れによるが，聴くことが全ての感覚を動員することとすれば，この技術はあらゆる教授－学習形式で適応される．有能なインストラクターは注意深く聴き，インストラクターは聴いていると話し手（書き手）に伝え，学習者からのコメントや質問を言い換えて理解を示し，彼らのコメントからその感情を分離して，学習者を貶めたり侮辱することなく誤りを訂正することが期待されている．インストラクターと学習者が物質的に存在する教室，話し言葉だけが聞こえる遠隔会議，コミュニケーションが書かれたメッセージやグラフをつうじて同時にあるいは非同期におこるオンラインコースや音声／画像中継やストリーミングを含む様々な様式で積極的聴取の原理は適応される．［オンライン設定の文省略］

出来るインストラクターはまた，適切なテクノロジーを用いてコミュニケーションする．いつそしてどうやってビデオ，オーディオ，テキストそしてグラフを使うかを知っていると，インストラクターはコミュニケーション手段を変えてアイデアを表現し，インストラクションのメッセージを異なるコミュニケーション技術／希求に応じて調整する．［オンライン設定の文省略］

2. 専門分野の知識やスキルを常に磨いておく．
(a) 学習原理や教授方略について自身の知識を発展させる．
(b) テクノロジーの技能／知識を継続的に更新する．
(c) 専門家との連携を確立し維持する．
(d) 専門家として発展するための活動に参加する．
(e) 今後の取り組みのための基点として，自身の成果を文書化する

インストラクターはそのプロフェッショナルな知識と技術を更新して改善するために努力を続けると期待されている．出来るインストラクターは学習やインストラクションについての最近の定石に遅れを取らない．さらに，コミュニケーションや配布メディアでの変化はしばしば起こるので，テクノロジー利用に関する知識と技術は継続的に更新されねばならない．有能なインストラクターは新たなテクノロジーや道具を利用する技術や，学習に関する条件や効果についての最近の研究についての知識を更新する．専門家組織の会合に参加したり，文献や交流雑誌を読んだり，専門家との接触を確立／維持したりするような専門家として発展するための活動への参加はインストラクターがもっと効果的になる助けとなる．［オンライン設定の文省略］

自分自身の知識と技術を拡張させることに加えて，インストラクターはその仕事を記録して，将来の取組への土台とすることが期待されている．この記録としては，内省や自己改善のノートをつけることから，上手くいかないあるインストラクションを改善すること，その分野での知識を進歩させるために専門家会合で口頭発表したり論文発表したりすること

添付資料

にまでわたる．

3．規定の倫理や法を順守する．
(a) 指導を実践する上での倫理的／法的な意味合いを認識する．
(b) 組織での，そして専門家としての倫理模範に準拠する．
(c) 学習者が公平に扱われるようにする．
(d) 機密保持と匿名性の要件を尊重する．
(e) 利益の衝突を回避する．
(f) 著作権を含む知的財産を尊重する．

専門家の一員として，インストラクターは専門家の実践における確立された倫理的そして法的基準を遵守する義務がある．上記のパフォーマンス記述書はインストラクターの義務を明示している．これらのパフォーマンス記述書はインストラクターの実施に関して倫理的そして法的含みがあるという認識を示している．公式な法や専門家の倫理規則に加えて，多くの組織では方針，ガイドライン，標準的手順があり，インストラクターの行動を管理している．有能なインストラクターはこれらのガイドラインを知り，それを遵守することが期待されている．

あらゆる設定でのインストラクターは公式な法的基準，専門家の倫理規定，組織の方針とガイドラインを守ることが期待されている．指導教材を配布するのにウエブの利用が増えていて，著作権のような知的所有権が侵されうることを考えると，そのような権利を尊重することは，特に重要である．テクノロジーを利用するインストラクターはまた，個人情報を電子的に保管したり検索したりすることが容易な事を考えると，学習者の秘密性と匿名性の保護を常に心がけなければならない．例えば，パスワード，アクセスコード，個人情報，そして個人記録のような情報にアクセスするインストラクターは個人の権利を尊重しなければならない．［オンライン設定の文省略］さらにインストラクターは著作権を守り，学習者にとって適切なモデルとして振る舞い，文書が不法使用されないよう特別な義務がある．［オンライン設定の文省略］

ibstpiはインストラクター業務に特異的な倫理基準を決定した．これらの基準はインストラクターにとって倫理的な振る舞いについての説明を加え，この巻末補遺Bにある．それらは，個人の権利と責任，社会／組織の権利と責任，そして倫理関連者としての義務を含むいくつかの倫理領域に関連している．知的財産やプライバシーのようないくつかの領域では，倫理基準は法的な求めと繋がりがある．ibstpiでは法的な要求とは，倫理的基準がもっと広範にわたり，法で求められるよりも高い基準を目指しているような領域において受け入れられる最小限の基準を設定することだと見ている．

4．プロフェッショナルとしての信用を確立する．
(a) 典型的な専門家の行動をモデル化する．
(b) 他者の価値観や意見を尊重する．
(c) 主題についての専門知識があることを示す．
(d) 変更や改善を快く受け入れる．
(e) 組織の背景や目的に関連した指導をする．

有能なインストラクターはプロフェッショナルとしての信頼を意図して確立して維持しなければならない．成人学習者を相手にするインストラクターは，権威があるからと言って自動的に信頼を得るわけではない．信頼されるかどうかは，話題の領域をよく知っていると判ってもらえたり，新たな概念や方法を快く受け入れたりするかどうかによる．学習様式にかかわらず，インストラクターは学習と実践を容易にするために信頼されねばならない．

インストラクターにとってプロフェッショナルとしての信頼性にはいくつかの面，人としての信頼性，社会的な信頼性，そして教授内容の信頼性がある．人としての信頼性があるインストラクターは模範的なプロフェッショナルの態度モデルである．プロフェッショナルの態度には，教育学習の場に責任を持つこと，開始と終了時刻を重視すること，個人的な過ちや無知を認めること，そして聴衆と状況に応じて適切な外観で人前に立つことを含む．［オンライン設定の文省略］プロフェッショナルの態度とは，また，インストラクターとしての自身の出来ばえについてフィードバックしてくれるよう（訳者追加；学習者に）頼み，受け入れることや，変えたり改善したりすることを快く受け入れることも意味する．

社会的信頼のあるインストラクターは，他者の価値と意見を尊重する．熟練インストラクターは尊敬と信頼の雰囲気を確立して維持する．彼らは，個人の年齢，外見，性別，人種，文化，障害，学習様式，あるいは他の区別できる特徴にかかわらず個人を尊敬する．有能なインストラクターは別の個人の性，文化，民族性，性的嗜好を侮蔑するような疑問のあるユーモアや物語を避ける．好き嫌いや偏りを見せる事も避けられる．

最後に教授内容に信頼がおけるインストラクターは，その話題や事柄に専門性を示す．有能なインストラクターは指導する内容を習熟していて，質問には正確に，徹底的に，そして自信をもって応えることが出来る．信頼できるインストラクターはまた，インストラクションを組織の流儀や目的に関連させることが出来る．その指導に含まれる知識や技術をどのようにして利用するかを知っていることが，教授内容の信頼性の必須な部分である．

企画と準備

インストラクションが成功するには，企画と準備が必要である．有能なインストラクターは授業，方略あるいは学習活動を実施する前に計画したり変更したりする．これには教授方法と教材を選択したり変更したりするために学習者やその教授設定についての情報収集が必要である．熟練したインストラクターはまた，学習活動を導いたり学習者にインストラクションしたりする前に準備をしなければならない．準備には学習者，教材，設備と同様に自分自身を準備させることを含んでいる．

以下で議論される2つのコンピテンシーは，前もっての企画と準備の重要性を認識する．企画と準備領域での知識，技能，そして態度を示す6個のパフォーマンス記述書がそれぞれのコンピテンシーを支持している．

5．インストラクションと方法と教材を企画準備する．
(a) 学習者，その他参加者，指導様式の適切な特性を判断する．
(b) 指導を計画や修正して，学習者，指導様式，プレゼンテーション形式に適合させる．
(c) 到達点や目的を識別し順序付ける．
(d) 適切な指導方法や，方略，そしてプレゼンテーションの技術を選択する．
(e) 授業，指導者ノート，評価手段，補足資料を計画または修正する．

(f) 必要に応じてテクノロジーに基づく資料を作成または修正する．

組織作りや責任業務などの因子によって，インストラクターが教授方法や教材にどれだけ責任があるかは変わってくる．組織内の教授システム学者や外部の業者の開発したコースで教えることに専ら責任があるようなインストラクターもいる．このような状況では，コースで教えるときにインストラクターは記述されたインストラクターガイドに従うか，学習者についての知識あるいは過去の経験に基づき，教授活動を変更する．他の組織では，インストラクターは教授方法や教材のデザインや教授の両方に責任がある．このような背景では，インストラクターは教授システムデザイナーとしての役割を果たし，組織と学習者の求めを決定する責任をとり，コースの目的を確認して教材や評価を発展させる．

教授方法と教材を企画するこのコンピテンシーとパフォーマンス記述書は教授システム学デザイナーの代用を意図している訳ではない．しばしばインストラクションをデザインする必要があるインストラクターは『instructional design competencies: The standard』で論じられている知識，技能，態度を持つべきである．

多くのインストラクターはインストラクションのデザインに責任はない．しかしながら，熟練したインストラクターは学習者，他の参加者，そしてインストラクションの設定に関連する特徴を決定出来なければならない．彼らはまた，これらの特徴やプレゼンテーション様式に合わせてインストラクションを計画し調整する方法を知っている．技ありのインストラクターはインストラクションの状況で起こりそうな変化を予測することが出来，それに順応できる．［オンライン設定の文省略］インストラクターはコースを実施する前に，学習者，チューターそしてインストラクターの新たな方略を計画しなくてはならない可能性もある．コースが進行するにつれてインストラクターは，インストラクターはそのような方略を変更しなくてはならないかもしれない．オンラインや混合様式では個人的，個別化した学習の機会を新たに開いている．有能なインストラクターは学習者の発展に追随して順応できる．

能力の高いインストラクターは適切なインストラクション方法，方略そしてプレゼンテーション技法を選んで応用することが出来るべきである．たとえば，混合様式でのインストラクターは対面式とオンライン様式両者に独特な本質を考慮に入れて，計画を立てる必要があるだろう．対面式での熟練したインストラクターはある状況での資格条件を満たすには，標準的な講義よりもむしろ他の方略やプレゼンテーション技法を考慮すべきである．［オンライン設定の文省略］

6. インストラクションに必要な具体的な準備をする．

(a) 学習者にとって難しい点や質問を予測して準備する．
(b) 指導に向けて学習者に準備させる．
(c) 要点，関連する例，逸話，追加資料を決める．
(d) 指導を支援する物品調達や環境準備を確認する．
(e) すべての学習者にアクセス可能な指導資料を作成する．
(f) 設備，テクノロジー，器具の準備を確認する．

有能なインストラクターはインストラクションする前に準備をする．学習内容，学習活動，教材，設備，そして学習者の全てに準備が必要である．学習者の知識を以前から持っているインストラクターは，ありそうな質問や難しいかもしれない教授内容を見定めて，どんな情報や例を協調すべきか決めておく．準備のよいインストラクターは教授する前に学習活動を試して，その活動が何回必要か，どんな教材と骨折りが必要か，そしてどんな問題が起こるのかを決める．［オンライン設定の文省略］加えて，インストラクターは教授様式で用いられるテクノロジーに関連する問題に対処する準備もしなければならない．

インストラクターが学習者をインストラクションする準備をして，資料を利用できるようにして，会場配列と設備の準備を確認する程度は，組織の事情と個人の業務責任によって変わる．このような業務を手伝うスタッフを有するインストラクターがいる一方で，参加者が登録しているか，会場は整備されているか，設備やテクノロジーは確保されているかを確認する責任を持つインストラクターもいる．インストラクションが成功するには，これらの業務に対して組織の誰が責任をとるかに関わらず，その業務は完遂されなければならない．［オンライン設定の文省略］

オンラインや混合設定での学習者準備には，適切な技能と知識を持っていることや自己管理の基礎と協調の基本方針を学習者が持つことがある．さらに，インストラクターは実際のコースが始まる前に動機付けの電子メールメッセージを送ってオンライン学習者に対して準備させる事も出来る．対面設定のインストラクターも学習者へインストラクション準備をすることが出来るが，それは前もってよりもコースの開始時点で行われるのが通常である．

全ての設定でのインストラクターはまた，インストラクション開始前に設備，テクノロジーそして道具が用意されていることを確かめる．このような準備確認は，対面形式で大きな紙に書いた図表やプロジェクターを準備することから，オンラインや混合形式でハイパーリンクやリモコンが利用可能で機能するかを決めることまでの範囲にわたる．設定にかかわらず，有能なインストラクターはインストラクション開始前に設備，テクノロジーそして道具が用意されていることを確かめる（松本注：この1文はこの段落の1文目と重複か？）．

方法と戦略

インストラクションの主要なゴールは，学習と遂行（performance）の改善である．有能なインストラクターはこのゴールに到達するために様々な方法と方略を用いる．例えば，インストラクターは効果的なプレゼンテーションをして，チームワークを促進し，明確で関連のある質問をして，適時なフィードバックを提供できなければならない．さらに，有能なインストラクターは学習者をどのように動機づけるか，新たに学んだ技能の保持と伝達をどのように支援するか知っている．

方法と方略の領域は8個のコンピテンシーを含み，インストラクターの責務の中心である．この領域でのそれぞれのコンピテンシーは，その活動に含まれることを明確にする5から6個のパフォーマンス記述書によって支持されている．

添付資料

7. 受講者が意欲的に，集中して学べるように働きかける．
(a) 学習者が面白そうだと思い，これが維持するようにする．
(b) 到達目標／目的を明確にする．
(c) 学習に対して好意的な姿勢を育む．
(d) 学習者の意欲を高めるために，学習者の生活／業務に関連付ける．
(e) 学習者が現実で実施できるという期待を持たせる．
(f) 学習者が参加して成功する機会を提供する．

学習者の動機付けを確立／維持することはインストラクターにとって最も重要な責務の一つである．動機付けは学習や行動（performance）の必要条件である．動機付けは人々がなす選択やどれほどの努力を費やすかどうかに影響する．学習者は異なる要求や動機を携えて学習の場に来るし，ほとんどの成人は，成功したいし，自身の考えを共有したいし，参加したいし，自身の関与を認めて欲しいものである．

有能なインストラクターは学習者の動機付けを刺激・維持するために様々な方略を用いる．このコンピテンシーのパフォーマンス記述書はインストラクターが学習者の動機付けをいかにして扱うことが出来るかを示している．しかしながらこの実践説明は，動機付けの方略を徹底的に網羅する意図ではない．学習者を動機づける方法についてもっとアイデアが欲しいインストラクターは，注意を引きつけ，関連づけ，自信や満足を得させる方略のリストについてはKeller（1987），成人の動機付けを増強する方略についてはWlodkowski（1998）を参照にして欲しい．［オンライン設定の文省略］

8. プレゼンテーションを効果的に行う．
(a) 指導状況に見合うプレゼンテーションを行う．
(b) 様々な方法で，鍵となるアイデアを表現する．
(c) 意味を明確にするために例示する．
(d) プレゼンテーションに学習者を巻き込む．
(e) プレゼンテーションを学習者の要求に適合させる．

効果的なプレゼンテーションができることは全ての学習様式でのインストラクターにとってもう一つの重要な技能である．効果的なプレゼンテーション技能は対面形式で講義方法を使うインストラクターにのみ適切であると決めつけるべきではない．インストラクターのプレゼンテーションは音，画像，文字，そしてグラフィックで呈示される．有能なインストラクターは効果的な電子的プレゼンテーションの原理を知っていて応用すべきである．さらに有能なインストラクターは学習設定や学習者の求めに応じたプレゼンテーションをすべきである．これはインストラクターが効果的スクリーンデザイン原理のしっかりとした知識を持つべきだという意味である．

学習形式にかかわらず，効果的なプレゼンテーションは様々な方法で鍵となるアイデアを示す事によって，学習者が重要点に焦点を置くようにする．これには，アニメーション，イラスト，図式，模式図，モデル，音，そして具体的な物を用いて行われる．オンラインプレゼンテーションでは過剰なアニメーションは注意が散漫になり，長い文字はスクリーン上で読みづらいことを考慮に入れるべきである．有能なプレゼンテーション者は例え，逸話，物語，類似語，そしてユーモアを有効に用いる．

効果的なプレゼンテーション者は学習者との接点を確立する．対面様式のインストラクターは参加者とのアイコンタクト，声の高低や音を変えて，重要点を強調するために間を置いて，そしてジェスチャー，動き，体位，空間や寄りかかりを使ってこれを達成する．［オンライン設定の文省略］

9. ファシリテーションを効果的に行う．
(a) 全ての参加者の知識や経験を引き出し利用する．
(b) 全ての学習者に明確に理解される指示を出す．
(c) 集中した学習活動を保つ．
(d) 共同作業を促し，支援する．
(e) 学習活動が目標に到達するよう終わらせる．
(f) 状況の変動を監視，評価してそれに適合させる．

効果的なプレゼンテーションに加えて，有能なインストラクターは効果的なファシリテーション技能を示す（松本注：この場合のファシリテーションは議論を仕切る意味に限定されている）．効果的なファシリテータは教授－学習設定の動きを監視，評価して，それに適応する．これには参加，観察，傾聴，質問技能を用いて達成する．参加（attending）技能は，学習者の要求や関心に注意を払うために用いられる．観察（observing）技能は学習者が教授活動をいかに受け入れているかを評価して，教授活動を続けるか変更するか決定するために用いる．傾聴（listening）技能は，学習者からの情報やフィードバックを得て，学習者の関心，質問，コメントへの理解を示すために用いられる．質問（questioning）技能は，学習者を巻き込み，学習者が学んでいるかどうか確定するために用いられる．

効果的なファシリテータは全ての参加者の知識と経験を引き出し，用いる．参加者は典型的には，学習者とインストラクターからなるが，オンラインや混合設定では，チューター，技師のような他者も含まれるかも知れない．

議論と共同作業（collaboration）では参加者が経験を共有し，お互いから学ぶことができる．有能なインストラクターは，全ての参加者間の共同作業を促進し，支援する．さらに，インストラクターは多様な背景の参加者間で情報や着想を探索／共有することによって促進する．

効果的なファシリテーションとは，ある活動を開始したり説明するときに，そして学習活動への集中を維持するときにインストラクターが明確な指示をするという意味である．効果的なファシリテーションはまた，インストラクターが学習活動を成功裏に終結に導くことも意味している．これは，新たに得た知識／技術に意味付けされ学習目標と結びつけられたときに達成される．学習活動が目的から外れないようにする技術には，学習者に目的を思い出させる，学習者に要約してもらう，議論の経過を追跡する，時間が限られていること，あるいは学習者／グループが正しい／誤った道筋にいるか観察することがある．［オンライン設定の文省略］

10. タイミングよく的確に質問をする．
(a) 明確かつ関連のある質問をする．
(b) 学習者からの質問に追随する．
(c) 様々な形式やレベルの質問を活用する．
(d) 学習を促進するよう，質問の向きを変える．
(e) 質問を利用して討議を起こし，導く．
(f) 前の質問への応答に基づき，次の学

習活動につなげる

　効果的な質問をするインストラクターは学習者が教授学習過程に参加する機会を与える．有効な質問は明瞭で，関連があり，簡潔で，挑戦的である．Bearyによれば，質問にはいくつかの目的，つまり緊張をほぐす，知識／態度を評価し，敵意をそらし，ある話題を他のものにつなぎ，チーム発展を促すことがある．質問はまた，学習者の反応を明瞭にして，学習者により深く考えさせ，議論を起こして導き，グループを管理し，問題な振る舞いに対処させる．

　学習を促進するために様々な型やレベルの質問が用いられる．質問の型にはopen, closed，直接，間接，逆向き，方向変換，問題を探るものがある（松本注：openはハイ／イイエで答えられない質問，closedはハイ／イイエで答える質問）．質問のレベルには知識，応用，振り返り，評価，質問を作るものがある．有能なインストラクターは，学習を促進するために質問を向け，再び向きを変える．質問は，学習者が広い参加を促すよう向けられる．質問の数，困難さ，複雑さは学習者の理解レベルに適合させられ，反応出来るよう適切な時間が割かれる．誤った／不完全な反応があれば，質問は再び差し向けられ，繰り返され，言い換えられ，問い直される．誤った／不完全な反応をした学習者は正しい／完全な反応へ導かれ，正しい答えの一部が認識させられ，それが建設的に用いられる．
　［オンライン設定の文省略］

11．明確な説明とフィードバックを与える．
　(a) 明確化やフィードバックの多様な方略を使う．
　(b) 明確，適時，関連ある，具体的フィードバックを提供する．
　(c) 学習者が明確化を求める機会をつくる．
　(d) フィードバックの授受は快くて公平に．
　(e) 学習者がフィードバックを得る機会を提供する．
　(f) 学習者のフィードバック授受を支援する．

　明確に説明することやフィードバックを与えることは，学習者が学習を促進し，遂行（performance）能力を改善するのを助ける．明確化は，困難を軽減し，誤解を最小限にして，誤認を除去する．フィードバックは実施での誤りを訂正したり，適切な遂行を補強（reinforce）したりして学習者を導き，方向付ける．明確化とフィードバックは学習者の興味，自信，努力を増やす．

　有能なインストラクターはいつ，学習者が明確化を求めるかを認識できる．明確化を求めるのを心地よく感じる学習者がいるが，何かが解らないということを示したくない別の学習者もいる．

　インストラクターは学習者が明確化を求めている徴候を知っていて探さなければならない．追加で説明が必要な学習者を見分けるのには，関わってこない，注意力低下，つかんでないのような役立つ鍵がある．対面様式のインストラクターはどの学習者が明確化を受けるべきか決めようとするときに，うなずきや目線が合うなどの見かけの鍵を用いることができる．［オンライン設定の文省略］

　様々な明確化方略をその教え方に包み隠さず統合すると，より効果的なインストラクターになれる．明確化方略には，言い換えること，類似を提供すること，新たな例や応用で概念や原理を拡張させることがある．学習者もこれらの方略を効果的に用いることができるし，有能なインストラクターは学習者にそうするよう奨励する．

　熟練したインストラクターは，多様なフィードバック方略も用いる．これらには，確認（verification）と練り上げ（elaboration）フィードバックすることがある．確認方略は，検証フィードバックを提供し学習者が実践（performance）の知識発展を助ける．実践の知識発展には，技能についてのフィードバックに加えて，技能を実施／学習するために用いる過程に関する情報についてのフィードバックを提供する．練り上げ方略は，矯正的（corrective），情報を与えるような（informative），内省的（reflective）フィードバックを提供する．内省的フィードバックは，学習者が留まって選択させたり，与えられた反応を調整（justify）させたりする．有能なインストラクターは，学習する課業と以前から学習者の持つ知識に基づいてこれらの方略からフィードバックを選択する．例えば，既に高い知識を持つ学習者が低いレベルの認識的な課業を学ぶ場合のフィードバックは，反応に対して正しいとか正しくないとかいう知識を与えることである．一方で，前もって低い知識しかないあるいは高い程度の考察技能を学ぶ学習者のときには，練り上げフィードバックが提供されるべきである．

　フィードバックは明確，適時，関連的，特異的であるべきである．明確なフィードバックとは，学習者が理解できる方法でインストラクターが情報を共有することを意味する．フィードバックは課業にとってそして学習者にとって関連性があり特異的であるように個別に合わせるべきである．これはフィードバックは差し障りのないフィードバックをするよりも特定の行動を的にしたものであるべきである．ほとんどの場合に，学習者が課業を実施中か実施後すぐにフィードバックは行われるべきである．精神運動（psychomotor）技能は実施最中よりも実施後のほうが学習者の課業の感覚の内面化（internalization）させるとRomiszowskiは示唆している．

　フィードバックに関連する技能で最も挑戦的なことは，フィードバックの授受を寛大（open）かつ公正（fair）にすることである．寛大（open）であるとはインストラクターは，学習者が別の反応へと適正化するのを聞いたり考慮するするときに快く意を汲むことである．公正な（fair）とは，フィードバックを与えたり受けたりするときに尊厳と敬意をもって全ての学習者を平等に扱うことを意味する．フィードバックは個人の自尊心への挑戦なので，フィードバックは人格ではなく，行為に関連すべきである．

　有能なインストラクターは，学習者が同僚向け，インストラクター向けにフィードバックを返す機会を作る．同僚へのフィードバックは反応を適切にするために，誘導して，枠組みを示さなければならない．規定は同僚のフィードバック活動の枠組みを作るのに特に役立つ．最初に適切なフィードバックの模範を示したり，誘導しながら実習したりするのも学習者をこの活動で方向付けるのに有益な方略である．［オンライン設定の文省略］

　学習者からのフィードバックを受けることはこのコンピテンシーの別の重要な側面である．成人学習者には豊富な経験と背景を学習の場に携えてきて，課業，学習過程や学習環境に関して，情報に富むフィードバックをインストラクターに提供することが出来る．有能なインストラクターはこのフィードバックに寛大で，

添付資料

受入姿勢をしめし，その学習状況で参加者になる．学習者からのフィードバックはインストラクターが，コンピテンシー同様学習活動，方法，教材を改善させるのにも役立つ．

学習者はフィードバックや明確化を要求する機会を与えられるべきである．学習者が明確化を求めるとき，彼らは目的を習得する過程に気づき，これが内省的実践を促進する．これらの機会は動機付けの方略を外的なものから内的な是認へと移行させる．［オンライン設定の文省略］

12. 学んだ知識やスキルが持続するように働きかける．
(a) 学習活動を自分が持っていた知識に結びつける．
(b) 学習者に概念着想を練り上げるよう励ます．
(c) 新しい知識をまとめる機会を提供する．
(d) 新たに獲得した技能を練習する機会を提供する．
(e) 振り返りや復習の機会を提供する．

インストラクションで教えられたスキルと知識は，仕事や生活で使われるよう保持されなければならない．インストラクターは新たな内容を以前の知識に結びつけて，学習者に『これから学ぶべき』概念を練り上げさせて，新たに得たスキルを練習する機会を与えて保持を促進出来る．熟練したインストラクターはいくつかの概念を関係づけ，新たな着想と従来から分かっていることとの関係を創るよう励ます様々な手段を用いることが出来る．インストラクターはこれを，学習者に質問，目的，要約，グラフ，表，主なアイデア，概念マップ，模式図，概略を作らせて達成することができる．インストラクターは隠喩（Metaphore），類似，例え，図，応用，解釈，言い換え，推測，記憶術，明確化，予測を学習者に創造させて，合成／統合を促進する．ノートを取り，図を作成し，概念マップを創ることは，組織的／統合的な思考両者を促進するのに適切である．

有能なインストラクターはまた，保持とより高いレベルの学習を促進するために，内省（reflection）や復習の機会を設ける．これらの活動はどれほど学んだか，どの学習方略がもっとも機能するかを前もって考える機会を学習者に与えて，

新たな学習を以前の知識に関連づける．効果的なインストラクターは内省思考（reflective thinking）を促進するために様々な方略，(a) 考えさせる質問を問うような質問指向性活動，(b) モデル化を考えるような説明指向性活動，(c) 対話方式雑誌や質問促進（question prompt）のような足場の道具（scaffolding tools）を用いる．さらに内省的学習環境とは学習者に意志決定，探索，共同調査に取り組ませ，自分が学んだことを調整し擁護させるものである．有能なインストラクターはまた，質問した後に待ち時間をとり，関連ある課業を用いる．［オンライン設定の文省略］

13. 学んだ知識やスキルが実際に使えるように働きかける．
(a) 応用する状況に適切な例や活動を利用する．
(b) 現実的な状況での知識／技能応用を示す．
(c) 現実的な状況で練習する機会を提供する．
(d) 今後の応用を計画する機会を提供する．
(e) 伝達を助長／妨害する条件を学習者と探求する．
(f) 自律的な学習の機会を提供する．

保持の促進に加えて，効果的なインストラクターは新たな技能や知識を仕事場や生活へ転移する機会を提供する．転移を促進する方略は現実的な事例や問題を用いることから，新たな技能が応用される場の状況からの例や活動を選ぶことまで拡がりがある．

有能なインストラクターは知識と技能の応用を示し，現実的な状況での練習機会を提供する．救急室のような現実的な状況には多くの気が散る（distracting）鍵や出来事があり，インストラクターは徐々に状況の複雑さを増やしていき，静脈注射をするために患者の準備をするような技能それだけで最初に練習して，それから現実環境での多岐にわたる（distracting）鍵の全てを練習すべきである．

学習者は新たに学んだ技能を仕事に戻って実践する計画を立てる機会を与えられるべきである．この前もっての計画で，学習者が実際に新たな技能を利用する可能性が増えてくる．インストラクターは転移を妨げる条件を考えることができ，それに抗する方法の計画を支援する枠組

みを提供する．

転移を気に掛ける熟達したインストラクターはまた，自己学習の機会を提供する．彼らは，転移を促進するために業務設定，あるいは，他の生活経験からくる個別な例や問題について学習者に問うことができるインストラクターは生徒の課業パフォーマンスについて促したりフィードバックしたりする量を徐々に減少させることができる．こうして，生徒が仕事に戻ったときに必要となる重要な自己評価への責任が徐々に彼らに転移される．［オンライン設定の文省略］

14. メディアやテクノロジーを使って学習効果を高める．
(a) 指導におけるメディアやテクノロジーを用いるときには範例を適応する．
(b) インストラクションでのメディアとテクノロジーの可能性と限界を認識する．
(c) 様々な方法で内容を表す．
(d) メディアとテクノロジーの活用に学習者を準備させる．
(e) 小さな技術的問題を障害診断または修復する．

有能なインストラクターの手中では，メディアやテクノロジーは学習やパフォーマンスを補強するために効果的に使われる．メディアとテクノロジーを効果的に使うための最良の実践には，(a) 経験論的研究に基づく原理，(b) 理論に基づく原理，(c) 以前の実践から学んだ練習，(d) 特定の組織や地域の学習文化で確立された実践がある．学習様式に最善の実践を適応するには，インストラクターは現存する新しい，新興のメディアとテクノロジーを使うことに関して時流について行くべきである（コンピテンシー2参照）．

熟達したインストラクターは学習する課業の必要性，学習すべき内容，特定の学習活動の性質，伝えるべきメッセージ，学習者の特徴，そして取り囲む場／地域に基づいて特定のメディアを用いる．異なるメディアとテクノロジーが，異なる状況で適切に用いられる．メディアとテクノロジーは経費がかかり，学習環境に複雑さが加わるので，メディアとテクノロジーを飾り目的よりむしろ特定の学習活動に統合されるように用いるのが一般的なガイドラインである．学習者の動機を強めることは学習に統合され，メディ

アとテクノロジーはしばしば動機を強めるために効果的に用いられる．

文字，画像，音響，アニメーション，ビデオ，コンピュータ，そして相互メディアを用いるインストラクターはメディアとテクノロジーの可能性と限界を考慮に入れるべきである．テクノロジーの進歩で，デジタルな書類をある型のシステムから別の型へ持ち運ぶことは容易になったが，同時にインストラクターはメディアとテクノロジーの現時点での限界を考慮する必要がある．プレゼンテーションを高めるために文字を使う熟達したインストラクターは，余白，つまり設定に適切なフォントサイズ，強調するために大文字，斜体字，そして下線の使用，組織化するための見出しと質問，素早く見渡すことのできる配置様式を効果的に用いる．紙片か，OHPか，デジタルなプレゼンテーションかを決めるときには，この文字が学習者のスクリーンに映し出されるかどうかを考慮に入れるべきである．インストラクターは授業での動機付け，組織化，あるいは機能統合を支援するために視覚効果を用いるかも知れないが，授業の目的に関連しない視覚効果は学習者の気をそらし，避けるられるべきである．音響は課業に関連があり，複雑な概念や例示を説明するために用いられるべきだが，スクロール表示する文字と同期する声のような使い方は，学習に干渉することが知られているので用いられるべきではない．アニメーションとビデオは動機付けを増強し，行程や活動を例示し，学習する課業の特定の面に注意を引くために用いることが出来る．しかしながら，コンピュータスクリーン上でのいくつもの場所で過剰な動きは気が散り，インストラクションの目的を損なう．

コンピュータはインストラクションにおけるコミュニケーション媒体として用いることが出来る．熟達したインストラクターはコンピュータを情報を提示するだけではなく，学習者が情報を体系づけ，分析し，合成して仮説を作り，予見して，決定するように支援するために用いる．［オンライン設定の文省略］

テクノロジーとメディアはインストラクターが内容を示し意味を伝えるために多数の形式で情報を示せて，多様に異なる学習者が動機付けできるようにする．ビデオは視覚が意味することを通じて最も学ぶ学習者に適合し，音響は聴いて最も学ぶ学習者を支援するのに用いられ，対象に触れたりコンピュータでの項目を操作したりするのは運動感覚的な（kinesthetic）学習者に用いられる．特殊なメディアや強調は障害のある個人に必要かも知れない．熟達したインストラクターはまた，多数の様式や多様な呈示をして学習者が意味のある解釈や描写を築くが，それは学習を補強するために効果的方法である．

有能なインストラクターは学習者が学習のためにメディアとテクノロジーを用いるよう準備させる．学習者の性質や以前の経験によって，ビデオ，音響そして文字を用いるのにテクノロジー準備がほとんど必要でないこともあるだろう．しかしながら，生徒が見たり用いたりする情報の背景や概観はインストラクターが提供すべきである．インストラクターはこれらのメディアを通じて伝えられる情報を解釈するための支援準備をする必要がある．熟達したインストラクターは視覚的な呈示の重要部分には学習者が注意を向けるようにする．［オンライン設定の文省略］

有能なインストラクターは技術専門家である必要はない．しかしながら，切れた電球のような小さな技術的問題を解決して修復でき，コンピュータと液晶プロジェクターの接続ができ，混合学習環境ではインターネットに接続できなければならない．［オンライン設定の文省略］

評価

この領域のコンピテンシーは，学習とパフォーマンスを評価するため，そして教授方法の効果を評価するための情報を集める重要性を示唆している．評価は，ゴールと目的に向かう過程について学習者やインストラクターに情報を提供する．現場や実生活で新たに得た技能を応用するよう頼まれるまえに特定の課業に関して，まだ追加のインストラクションが必要かもしれないような学習者をインストラクターが認識するためにも評価は役立つ．方法，方略，教材，そしてインストラクターの評価は，教育と学習をより成功させるための情報を提供する．以下で論じられる2つのコンピテンシーは両方とも5個のパフォーマンス記述書で支持されていて，評価領域でインストラクターを有能にする事柄を定義するのに役立つ．

15. 学習成果とその実用性を評価する．
(a) 評価基準を共有する．
(b) 個人とグループの成果を監視する．
(c) 学習者の態度と反応を評価する．
(d) 学習結果を評価する．
(e) 学習者に自己評価の機会を提供する．

有能なインストラクターは課題を与えるときに結果を評価する基準を学習者に提供する．不合格点を示すのはこのような基準を明らかにする一つの方法である，特に学習者が困難な課題を与えられたときには．熟練したインストラクターはコース目的に見合う評価方法を用いて学習の結果を評価する．もしも学習者にとって目的が技能を実施するならば，評価には実施の評価を含めるべきである．もしも学習者にとって目標が態度を適応し調整することであれば，評価には選択と観察の機会を提供すべきである．目標が学習者の参加であるならば，質的そして量的な評価基準が伝えられるべきである．締め切り，合格基準，そしてどれほどそれぞれの活動が価値があるかも学習者に話されるべきである．

しばしば個人とグループ両者の学習とパフォーマンスを監視することが重要である．協働とチームワークの成功にはグループの全てのメンバーが彼ら自身のパフォーマンスに個人的に責任を持つことが必要である．またそれは，チームメンバーはお互いに他者に依存していて，同じゴールへ向かって働くからである．有能なインストラクターはグループと個人のパフォーマンスを監視する．彼らは個人のパフォーマンスを評価する機会とチームの進歩を監視する場をも提供する．グループメンバーはチームでの個人パフォーマンスについて状況を知らせてもらうべきである．［オンライン設定の文省略］

インストラクターが対面形式であれ，混合形式であれ，オンライン形式であれ，評価の基準は決められて，学習者と評価基準についてやりとりして，学習者の進歩は監視されるべきである．［オンライン設定の文省略］

16. インストラクションの効果を評価する．
(a) 教材を評価する．
(b) 指導方法と学習活動を評価する．
(c) インストラクターの出来栄えを評価する．

添付資料

(d) 教授設定と機器の効果を評価する．
(e) 評価データを文書化，報告する．

重要な4領域，すなわち（1）教材，（2）教授法と学習活動，（3）インストラクターのパフォーマンス，（4）教授設定，機器，そして基盤は，教授有効性に影響を与えうる．これらの4領域はシステムとして機能し，それぞれが他に影響する．一つの領域が破綻すると，教授効果は影響を受ける．従って有能なインストラクターは4つ全ての領域をインストラクションの間に，そしてインストラクションの終了時に評価する．途中での評価によってインストラクターは教授有効性を監視して調整でき，コース後評価はこの先，教授をどのように変えていくべきかを指し示すことができる．

教材の評価は正確さ，関連性，聴衆に見合っていたか，やりとり可能だったか，そして手段の適切さについて行われるべきである．テクノロジーを用いるならば，技術的そして機構的に機能していたか評価すべきである．効果，効率，そして学習者の満足もテクノロジーを用いるときに評価されるべきである．教授方法と学習活動は，目的や評価と整合していたかについて評価されるべきである．方法と活動はまた，動機，学習，そしてパフォーマンスを刺激するかどうかで評価が決められるべきである．[オンライン設定の文省略]

インストラクターのパフォーマンスは参加者の態度調査を用いて典型的には評価される．これらの調査はしばしばインストラクターが明解で，系統だっていて，好ましい，そして親しみやすいかどうかのようなことを測る．ibstpi委員会はインストラクターのパフォーマンスはこの本に記述している基準（第5章）を用いて評価されるべきである．

最後に教授設定と設備の重要性は過小評価されるべきではない．その設定と設備は快適さと情報へのアクセスについて評価されるべきである．これらの要因は対面設定でもオンライン設定でも等しく重要だが，別々に解釈されるべきである．対面環境では，全ての学習者が席についてインストラクターを見ることが重要だが，オンライン環境では……[オンライン設定の文省略]

インストラクターが評価データを記録したり報告する責任の程度は，組織での実践や特異的仕事の責任を含むいくつかの要因に依存する．しかしながら有能なインストラクターは評価データが収集や，インストラクションの効果改善を確実にする．この範囲は特定の学習活動を改善するノートを取ることから，コース方法や教材の有効さについて報告書を書く事へ及ぶ．[オンライン設定の文省略]

管理

一般的に管理とは学習活動の監視，そして企画が期待通りに運び，望ましい結果を達成したことを確実にする決定を含んでいる．インストラクションのやり方のゴールは学習を促進して，パフォーマンスを改善することである．このやり方に関して，インストラクターには重要な意志決定の役割や，学習者の活動を監視する責任がある．管理はインストラクターの主要な機能ではないが，インストラクション過程，参加者，そして環境はインストラクターに責任がある．この領域での2つのコンピテンシーはインストラクターの管理活動の基本を反映している．ibstpi委員会は組織での評価機能を訓練するためのコンピテンシーセットとパフォーマンス記述書を開発した．以下で論じられるコンピテンシーは教える場での管理やその責任と関連する手順やテクノロジーを含んでいる．

管理領域でのコンピテンシーとパフォーマンス記述書は他の領域でのコンピテンシやパフォーマンス記述書ほどには得票が多くなかった（第6章参照）．しかしながら，管理活動と続くインストラクターの責任はインストラクションの成功に重大であることをデータが示している．以前と同じく，オンラインと対面設定では著しい違いがある．

17．学習効率と学んだことの実践を促進する環境を維持する．

(a) 学習と成果に影響する可能性がある状況を予測して対策を講じる．
(b) 学習者が資料にアクセスできるようにする．
(c) 学習者とともに基本原則や見込みを設定する．
(d) 指導中には時間管理の原則を採用する．
(e) 時間的そして妥当性の面で望ましくない行為をやめさせる．
(f) 衝突や問題を素早くかつ公正に解決する．

あらゆる教授環境には数多くの資料がある．これらの資料が利用可能で学習者が資料を得ることができるよう確認することは指導者の継続的責任である．指導者はまた期待を確立し，教授－学習状況での相互関係の基本原則を設定する責任もある．望ましくない態度は思いとどまらせるべきで，時宜を得た適切な態度で対処されるべきである．問題を予測し，計画と実践を前もって適切に調整することはよい指導者の印である．オンライン学習は世界の異なる場所で行うことができ，特に同時討論を容易にするには異なる時間帯を考慮にいれるべきである．

指導者の共通した関心は，計画から教授準備と評価までやることが多いことである．様々な資料や教授活動がある．人の相互作用もある．学習者には異なる学習速度がある．想定外の情況が発生する．有効であるには，有能な指導者は時間管理の原則を用い，教授中の学習環境で起こることと同様，全行程を管理する方略をもたねばならない．

オンライン教授法と対面型教授法におけるこれらの能力には，明白な差がある．ある組織では，対面型教授法では資料を得る経路にはなにもせず，むしろ部屋へ入るドアには鍵をかけず，本は図書室や書店で利用できるようにしている．他の場合，対面型教授法では印刷物手配，指導教材配付などすることが多い．しばしば，オンライン教授法では情況が異なり，学習環境が準備できているか，コース受講を申し込んだ生徒が教材にアクセスしたかどうか確認する必要がある．オンライン学習環境にはしばしば様々な機能があり，それぞれの使用される教授システムそれぞれの構成要素に適する一般的な必要条件がなければならない．

オンライン教授法と対面型教授法の別の違いには，学習活動の管理があり，特に，集団の学習者の場合である．オンライン教授法で一般的な問題点は，学習者の遅れであり，コース終了時の詰め込み勉強や補習が，欠落した学習内容を補うのに必要であると信じられている．オンライン教授法にとって特に挑戦的な負荷になっているのは，規則的な参加に関して非常に明白な期待（expectation）と一般的規則（ground rules）を確立することである（この文，意味不明）．もちろんこのことは対面型教授法にもあてはまるが，特にオンライン環境でのグルー

プ活動には，規則的参加の危険性（criticality）は極めて高い．なぜならば学習の欠損に対して，オンラインコースの終了時に補習することがほぼ不可能だからである．

18. 適切なテクノロジーを使って，インストラクションのプロセスを管理する．
(a) テクノロジーを活用して管理機能を支援する．
(b) テクノロジーを活用して情報を探究し，共有する．
(c) テクノロジーを活用して教授資料を保管，再利用する．
(d) テクノロジーを活用して学習者情報の保守と秘密を維持する．

教授過程（計画，準備，教授，評価，査定，及びインストラクションの管理）はしばしば，テクノロジーを要する．広く受け入れられているが，テクノロジーとは特定の目的を達成するために科学的及び工学的知識を応用することである．インストラクション管理の場合，一般的な目的は学習を行い易くして，教える者の見栄えを良くすることである．関連する科学としては，認知科学，学習理論，および組織心理学がある．関連する工学定義には，人間工学，教授設計，および performance technology がある．インストラクターが利用する特定のテクノロジーはとても多岐にわたり，オーサリングツールやプレゼンテーションシステムから応用検査技術や生徒管理システムにわたる．

インストラクターの基本的な機能は，事実，管理的ではない．しかしながら，インストラクターはとてもやることが多いので，他のインストラクション上の必要性と同様に管理的作業を支援するために有効にテクノロジーを使用することが必須である．様々な話題のオンライン資料が今日では広く利用可能である．オンライン資料はオンライン教授法環境では極めて重要であり，対面型および混合型教授法環境でも利用が増加している．この理由は極めて単純で，オンライン技術は，情報とインストラクター資料を蓄積，共有，そして再使用するのを簡単かつ費用効果的にしたからである（Wiley 2002 参照）．テクノロジーを利用すると，学習を著しく改善する可能性がある事が示されているので，インストラクターはし

ばしば，コースに伴うテクノロジーベースの教授資料を管理することが求められる．しかしながら，教授過程での様々な参加者（例えば学習者，管理者，技師，教授デザイン専門家，教授内容専門家，他のインストラクターなど）と異なる種類の情報を交換しなければならないオンラインインストラクターにはさらなる負荷がかかっている．オンラインインストラクターはしばしば，コース前，コース中，コース後業務が有効かつ効率的であるように複雑な機序を取り扱う必要がある．

テクノロジーベース教授環境でのひとつの結果は情報共有が時に簡単すぎることである．著作権で保護されている教材に関しては，このことはオンライン教授環境でのインストラクターは著作権制限が冒されていないことを確実にする必要を生じさせた（コンピテンシー 3 参照）．更に，生徒の成績や他の秘密情報がしばしばオンラインシステムには保管していて，他の人たちのなかでもインストラクターはこの情報の保護とプライバシーを確実にする責任がある．要約すれば，テクノロジーは新たな可能性を導いたが，また新たな責任も導いた．

結論

どのようにインストラクターが教えて，どのように生徒が学ぶかをテクノロジーが変え続けている．さらには，効果的な教授や学習の知識は発展し続けている．ibstpi はこの章で論じられているインストラクターコンピテンシーやパフォーマンス記述書において，この変化に対応した．この議論から明らかなように，これらのコンピテンシーはテクノロジーを教授や学習へ統合することがますます強調されていることや，多様で効果な指導実践の適応が増えていることを反映している．学習効果をたかめ，パフォーマンスを促進することが全てのインストラクターの使命である．にもかかわらず，インストラクターが活動する場に関して特に考慮すべきことがある．この章ではこれらを見定めることに焦点をあてている．

ibstpi 委員会はコンピテンシーの広範な改新でコンピテンシー群あるいは領域の観念を導入した．すなわち，(1) プロフェッショナルの基本，(2) 企画と準備，(3) 方法と方略，(4) 評価，そして (5) マネジメントである．それぞれの領域は

いくつかのコンピテンシーから成り，それぞれの領域での best practice を反映するよう意図されている．換言すればそれぞれのコンピテンシーは，インストラクターコンピテンシーに寄与する技能，知識，そして態度を反映する数多くのパフォーマンス記述書から成る．しかしながら，パフォーマンス記述書は独立するようには意図されていない．1つのパフォーマンス記述書に記述された技能，知識，そして態度は他のパフォーマンス記述書で見られるものととても関連がある．

すべての有能インストラクターはすべてのコンピテンシーを示すよう期待されているわけではない．ある設定では，インストラクターは特定領域のいくつかのコンピテンシーは実施する必要がない．例えば，ある訓練部署で，インストラクターは評価をする責任がないし，他の場合は責任がある．そのような事項に応じる誰もにとって有能であるにはどのような構成にすべきかを反映する意図がある．

ibstpi によって以前に同定されたインストラクター標準からの著しい変化の1つは，プロフェッショナルの基本領域でのコンピテンシーの組み合わせを群にしたことである．この領域は，全ての熟達したインストラクターに示すよう期待される基本の組み合わせがあるという観念を反映している．この基本は，コンピテンシー (1) 効果的なコミュニケーション，(2) 自身の専門的知識とスキルの更新と改善，(3) 確立された倫理的／法的な標準への準拠，そして (4) 専門家としての信用の確立と維持から成り立つ．これらのコンピテンシーとそれらのパフォーマンス記述書はインストラクターとは期待と責任が伴うプロフェッショナルな実践者であるという基本的概念を反映している．我々の地球規模の調査に応えた実践者はプロフェッショナルの基本領域にある技能を最も重要なものと査定した（6 章参照）．

企画と準備そして方法と方略の2つの領域は，プロフェッショナルの集団が典型的に，有能なインストラクターの中心的知識，技能，そして態度とみなす事項からなる．これらの2つの領域は多くの新しく，改定されたコンピテンシーから成り，それはテクノロジーの統合や，教育や学習様式の多様さに明白に関係するものである．インストラクターのプロフェッショナルとしての生活は，これらの変化によってますます複雑になってきて

添付資料

いると言いたい読者がいるだろう．また別の読者はこれらの変化がインストラクターになる事をもっと興味深く，そしてもっと魅力的にしていると言うかも知れない．これらの領域で改定されたコンピテンシーは，両方の視点と一致して，21世紀においてインストラクターが成功するようにより良く準備できるよう支援するよう意図されている．

評価，そしてマネジメントの2つの領域はプロフェッショナルな評価者や訓練管理者のような専門家によって実施されているとプロフェッショナルな集団が認めるような多くのコンピテンシーを反映している．にもかかわらずこれらの領域での知識，技能，態度はアセスメント，評価，そして管理問題を効果的インストラクションへ強固な結びつきを反映している．さらには，特定のアセスメント，評価，あるいはマネジメント課業を実施する職名はおそらくインストラクションの有効性を確かにする課業を熟達したレベルで遂行することと関連づけられてはいない．このことが，この改変したインストラクターコンピテンシー展開，確認，出版における ibstpi の主要な関心事である．

「医療職の能力開発」投稿規定（2011年4月1日現在）

I．概要

1．名称：日本医療教授システム学会は，学会誌「（和文名）医療職の能力開発，（英文名）Japan Journal of Health Professional Development - JJHPD」を発行する．

2．雑誌発行の目的は，標準的な医療を安全・確実に提供できるような医療職の育成に資するための学術活動を展開することである．

3．当投稿規定は，学会ホームページ内，紙媒体としての雑誌内に掲載する．

II．記事の種別

1．論文

学術的に新たな知見を加えるもの．未公刊でなければならない．それぞれの項目における字数には，引用文献も含める．図表の数には制限を設けない．文字数制限は初回査読前の目安とする．

① 原　　著：過去の知見や議論，実証データに基づき，当該分野において新たな知見を加えるもの．15,000字まで．

② 短　　報：基本的な考え方は原著と同様だが，より簡潔にまとまっており，速報性を重視するもの．6,000字まで．

③ 総　　説：既発表の論文，資料等に基づき，当該分野で知られていない概念，理論等を示すもの．15,000字まで．

④ 資料論文：有用な資料の翻訳に解説を加えるなど，当該分野の普及・紹介を目指すもの．15,000字まで．

⑤ 依頼論文：特集号で編集委員会や指定編者から執筆を依頼する場合など．字数については，依頼時に特定する．

注A）いずれも査読を伴う．査読については後に詳述する．

注B）①と②はIMRAD形式に則って構成する．後に詳述する．

2．その他の記事

論文としての扱いではないが，学会活動に資する情報．

① レ タ ー：本雑誌で既発表の論文に対し，未発表データや既発表論文・資料等に基づいて独自の見解を示すもの．1,500字まで．

② 意　　見：学会に対する提案，議論，主張など．1,000字まで．

③ 学術情報：関連する学会，教育機会，論文，書籍，報告書などに関する情報．広報の場として利用することも可．1,500字まで．

④ そ の 他：学会，当雑誌に関する情報伝達を行うことがある．

注A）いずれも掲載可否については編集委員会に一任される．

III．投稿の原則

1．投稿資格

① 投稿に関して，特に学会員であることなど条件を付けない．

② 著作権

本誌に掲載された論文，記事の著作権は，日本医療教授システム学会に属する．当学会は，他の電子媒体等への二次利用を行う可能性がある．出典を明らかにした上で筆頭著者がWebなどにおいて本誌論文を公開することは妨げない．

③ 他の著作物からの引用等は，学術的に許容される範囲内に留めなければならない．

2．倫理的配慮

① 医療者教育領域の研究においては，研究対象者（subject）や関係者が研究者に比して弱い立場に置かれる場合が多く，研究データの扱いには倫理的配慮が不可欠となる．

② 当雑誌の投稿論文で扱われる研究に関しては，主たる研究者の所属施設における倫理審査委員会（Institutional Review Board：IRB）などでの承認を経た上で実施されたものであることを論文中に謳う必要がある．

③ 所属機関に倫理審査組織を持たない研究者が中心となって研究を実施しようとする際には，暫定的に編集委員会が倫理審査を代行できるものとする．

④ 特定の企業・団体等から研究費，資金提供，便宜供与を受けて実施された研究については，投稿時にその点について記す必要がある．

3．不正投稿

以下の行為が発覚したときには不正投稿とみなし，処分を検討する．

① 本誌と他誌との間での重複投稿．

② 捏造もしくは盗用されたデータの投稿．

③ 著作権や肖像権等を侵害する形での投稿．

④ 倫理的問題について隠蔽，放置した形での研究に関する投稿．

4．論文の取り下げ

公刊後に，不正投稿である可能性が著しく高まったというような状況においては，当該論文の取り下げ勧告処分を行うことがある．また，その情報については雑誌やホームページにて広報する可能性もある．

IV．執筆要綱

1．原稿の体裁
① ワードプロセッサー（Microsoft Word など）を用いてA4用紙横書きで記載する．
② 会話の引用部分以外は，常体の口語文体で記載する．
③ 本文中に略語を用いる際には，初出時には正式名称，フルスペルを示す．
　例1）社団法人医療系大学間共用試験実施評価機構（以下共用試験機構），
　例2）objective structured clinical examination（以下 OSCE）
④ 全体を通じて，フッタ（ページ下欄外）にページ数を振る．
⑤ 本文のみ（「背景と目的」から「考察と結論」まで）には行番号を振る．
注A）④⑤については，電子査読システム導入時に再度見直す予定とする．

2．表紙（1ページ目）に含める情報
① 論文タイトル（日本語及び英語．日本語は50字以内）
② キーワード（日本語及び英語，それぞれ5個以内．日本語は医学中央雑誌，英語は Medline の MeSH を参照のこと）
③ 著者名と所属（著者名と対応する所属名に*1, *2 を付けて対応させる．それぞれに日本語と英語を記載する）
④ 連絡を行う著者の名前，住所，電話番号，e-mail アドレス

3．全体構成の IMRAD 形式
① IMRAD とは，英語での Introduction, Methods, Results, and Discussion，日本語での「背景と目的」，「方法」，「結果」，「考察と結論」の4つの部分による構成のことを示す．
② 原著，短報は本文，抄録共に IMRAD 形式を用いて記載する必要がある．教育介入の内容については，「背景と目的」あるいは「方法」の部分で一定の記述を行うこと．
③ 他の記事には，この形式による記載を求めない．

4．抄録
① 論文（原著，短報，総説，依頼論文）には，日本語（600字以内），英語（400ワード以内）両方の抄録を付けなければならない．
② 英語抄録は，英語を母国語とする者のチェックを受けた後に投稿すること．
③ 抄録と本文の内容は一貫している必要がある．

5．図表
① 表は，本文と同一ファイル内に作成し，挿入希望箇所に配置しておく．表の直上には表番号（「表1」など）とタイトルを記すこと．
② 図は，本文の挿入箇所に朱書きして場所を指定する（例：図1挿入）．
③ コンピュータ上で作成した図については，縦横比を維持したままで拡大縮小して利用可能なものは，本文と同一ファイルに入れて投稿してよい．その場合，引用文献の後に，各ページに図が一つのみ入るように配置すること．また，図には図番号（「図1」など）とタイトルを記すこと．

6．告知
① 研究費を受けて実施した研究については，その旨を告知欄に示す必要がある．本文の後，謝辞か引用文献の前に配置される．
② 著者全員や各著者の関係者は，論文の内容や採択の決定に影響を与えるような利益相反を有している可能性があることを自覚しなければならない．また，金銭や人的な交流に関連した利益相反が，過去5年，あるいは将来的に生じそうな状況があると著者が自覚した場合には，告知欄においてその旨を記載しなければならない．

7．謝辞
① 謝辞を入れる場合は，本文や告知の後，引用文献の前に配置する．

8．引用文献
① 本文中の引用文献番号は，引用順に上付き文字の半角数字と終わり丸括弧（例[1]）によって付ける．
② 本文後の引用文献の記載は，米国心理学会（The American Psychological Association）の形式に則る．代表的なものを以下に示す．
　・（論文）Harden, R.M., Stevenson, M., Downie, W.W., & Wilson, G.M. (1975). Assessment of clinical competence using objective structured exami-

nation. British Medical Journal, 22, 447-451.
- （書籍）Schön, D.A.（1983）. The reflective practitioner: How professionals think in action. New York: Basic Books.
- （書籍の一部）Elstein, A.S., & Schwartz, A.（2000）. Clinical reasoning in medicine. In Higgs, J., & Jones M.,（Eds）. Clinical reasoning in the health preffesions（2nd ed.）（pp. 95-106）. Oxford: Butterworth-Heinemann.
- （和文論文）藤崎和彦．（1999）．わが国での模擬患者（SP）活動の現状．医学教育, 30, 71-76.
- （和文書籍）梶田叡一．（2001）．教育評価．東京：有斐閣．
- （和文書籍の一部）伊藤毅志, 安西祐一郎．（1996）．「問題解決の過程」．市川伸一（編）．『認知心理学4：思考』（pp.107-131）．東京：東京大学出版会．
- （和訳書籍）Oliver R & Endersby C．／小山眞理子（監訳）．（2000）．プリセプター・臨床指導者のための臨床看護教育の方法と評価．東京：南江堂．
- （Web報告書）文部省．（1999）．21世紀の命と健康を守る医療人の育成を目指して（21世紀医学・医療懇談会第4次報告），http://www.umin.ac.jp/21med/dai4ji/fourth.htm

③ 各学問分野において，文献記載方法にはいくつかの定型がある．各論文の文献リスト内の一貫性が保たれている限り，上記の記載形式と隔たりがあっても許容する．

Ⅴ．投稿方法

1．送付方法

執筆された論文のファイルは，e-mail，もしくはCD-Rなどで下記に送付する．

〒113-0034 東京都文京区湯島2-4-9 MDビル㈱篠原出版新社「医療職の能力開発」担当，e-mail:jjhpe@shinoharashinsha.co.jp

以下の項目を満たした投稿論文が受理される．

① 二重投稿になっていない．
② 倫理審査が必要な場合に審査済である．
③ 共著者全員の同意を得ている．
④ 利益相反の情報を開示している．

2．カバーレター

草稿送付の際には，カバーレターを添付する．学会発表した経歴があれば，その旨を記さなければならない．記事の希望種別についても明記する必要がある．

Ⅵ．編集委員会と査読

1．編集委員会の役割

① 雑誌の編集方針，記事掲載の決定作業等を通じて，日本医療教授システム学会の学術活動に資する必要がある．
② 論文の投稿を受けて，受理，査読，掲載可否の決定等の作業を行う．

2．査読の手順

① 編集委員会は，論文の専門分野に照らし合わせて適切な査読者を2名選任する．2名の意見が大きく異なったとき，2名のいずれかが一定期間内に査読できなかったときには，3人目以降の査読者を割り当てることがある．
② 投稿論文の採否の決定は編集委員会が行い，採否およびその理由を著者に通知しなければならない．

3．審査結果

① カテゴリー
- 採択：わずかな字句修正などのみで掲載可と判断されたもの．
- 条件付採択：原則に従った修正により掲載する方向で返却するもの．
- 再審査：論文の本質的な修正をしなければ掲載できないもの．再審査の判定は1回のみで，2回目はこのカテゴリーの審査結果に留めることを認めない．
- 不採択：この雑誌の主旨に合わないもの，新たな知見を加えないもの，データと結論が著しく乖離するものなど．

② 編集委員による利益相反

編集委員は，自身が著者であるような投稿論文の査読や採否の審議等に関与しない．

③ 編集委員における倫理規定

編集委員や査読者は，投稿論文の査読や採否の審議等を通じて得た情報を，編集委員会外部に漏洩してはならない．また，それらの情報を利用した行為を行ってはならない．

Ⅶ．掲載料

A4（1ページ約2,400字）での出来上がりページ数に応じ，6ページ分まで無料．それ以降は1ページ増える毎に10,000円を著者が支払う．

Ⅷ．英文投稿規定

2011年秋以降検討予定．

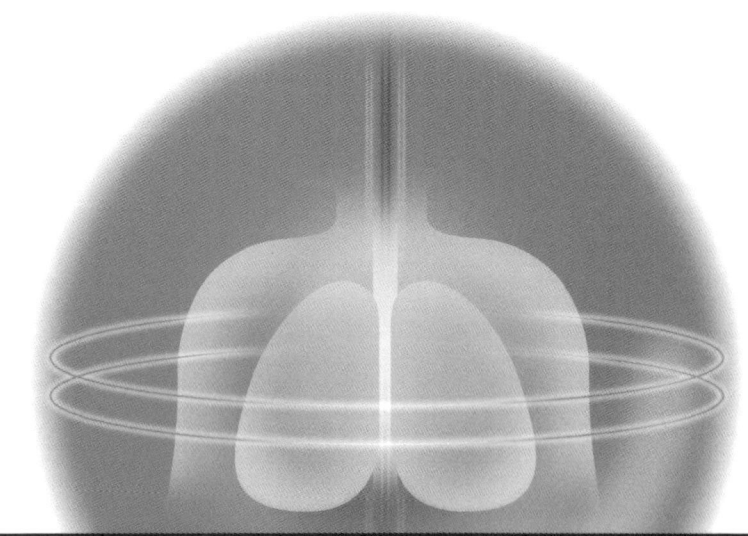

好中球エラスターゼ阻害剤

処方せん医薬品(注)
注射用 エラスポール®100
注射用シベレスタットナトリウム水和物
ELASPOL®
薬価基準収載
注）注意－医師等の処方せんにより使用すること。

● 効能・効果、用法・用量、禁忌を含む使用上の注意等、詳細は製品添付文書をご参照ください。

資料請求先
ono 小野薬品工業株式会社
〒541-8564 大阪市中央区久太郎町1丁目8番2号

090801

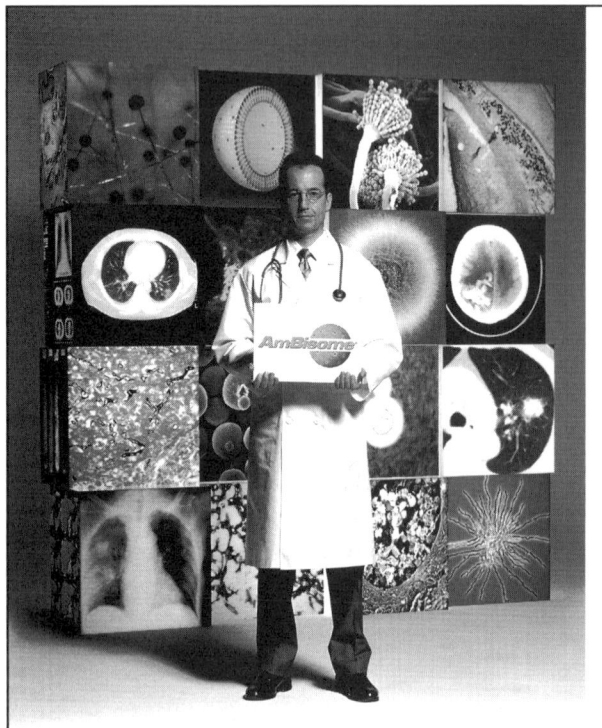

大日本住友製薬

ポリエンマクロライド系抗真菌性抗生物質製剤
毒薬・処方せん医薬品（注意－医師等の処方せんにより使用すること）
薬価基準収載

アムビゾーム® 点滴静注用50mg
注射用アムホテリシンBリポソーム製剤（略号：L-AMB）　*AmBisome®*

効能・効果、用法・用量、禁忌を含む使用上の注意等については、添付文書をご参照ください。

製造販売元（資料請求先）
大日本住友製薬株式会社
〒541-0045 大阪市中央区道修町 2-6-8

〈製品に関するお問い合わせ先〉
くすり情報センター
0120-034-389
受付時間／月～金 9:00～18:30（祝・祭日を除く）
【医療情報サイト】http://ds-pharma.jp/

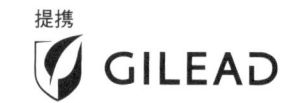

提携
GILEAD

2010.4月作成

リアルでナチュラル スムーズなトレーニング

最新の生理学と薬理学モデルが搭載され、呼吸や循環などのパラメータが複合的、かつ自動的に再現される救急トレーニング用の高機能シミュレータ。さまざまな処置に対するナチュラルな生体反応によって、個々の処置と全身状態との関係を意識した質の高いトレーニングを体感いただけます。

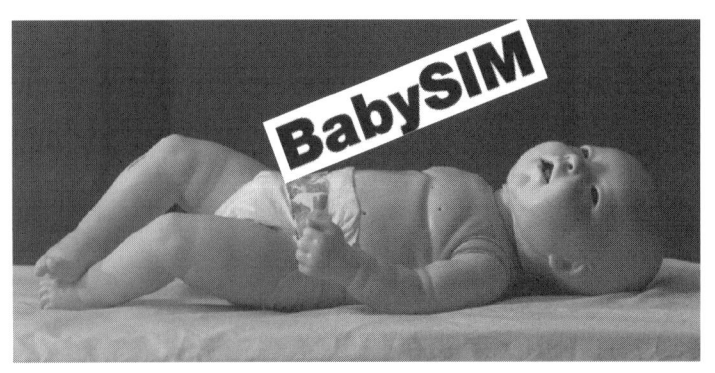

ECS — 診断・観察・処置もリアルにシミュレート

BabySIM — 世界初の乳児用高度シミュレータ

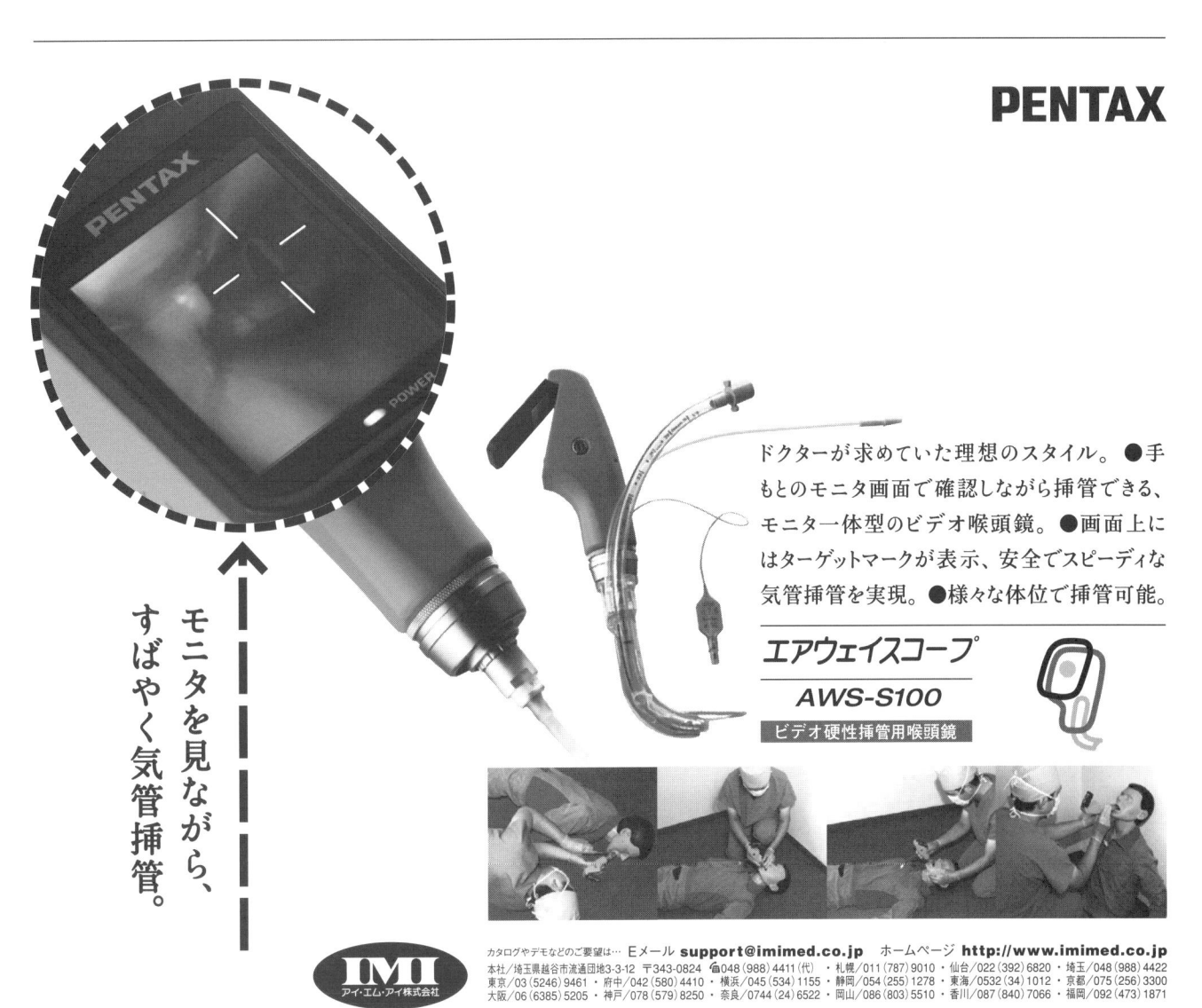

METI

PENTAX

ドクターが求めていた理想のスタイル。●手もとのモニタ画面で確認しながら挿管できる、モニタ一体型のビデオ喉頭鏡。●画面上にはターゲットマークが表示、安全でスピーディな気管挿管を実現。●様々な体位で挿管可能。

エアウェイスコープ
AWS-S100
ビデオ硬性挿管用喉頭鏡

モニタを見ながら、すばやく気管挿管。

IMI アイ・エム・アイ株式会社

カタログやデモなどのご要望は… Eメール support@imimed.co.jp　ホームページ http://www.imimed.co.jp

本社/埼玉県越谷市流通団地3-3-12 〒343-0824　℡048(988)4411(代)　・　札幌/011(787)9010　・　仙台/022(392)6820　・　埼玉/048(988)4422
東京/03(5246)9461　・　府中/042(580)4410　・　横浜/045(534)1155　・　静岡/054(255)1278　・　東海/0532(34)1012　・　京都/075(256)3300
大阪/06(6385)5205　・　神戸/078(579)8250　・　奈良/0744(24)6522　・　岡山/086(803)5510　・　香川/087(840)7066　・　福岡/092(473)1871

編集後記

　このたびの東日本大震災と福島第1原発事故は，日本全体を大きく揺るがしている．被災された皆様には，心からお見舞い申し上げる．被災地が1日でも早く復興することを願うばかりだ．

　本誌の編集委員の一人である西條剛央さんが「ふんばろう東日本支援プロジェクト」を立ち上げている（ダウンロードはこちらから→http://bit.ly/fWuDwQ）．本誌編集部として，読者の皆様にご賛同いただければ幸いである．

　本誌「医療職の能力開発」第1巻第1号（創刊号）をお届けする．本誌を創刊するにあたって，編集委員会で熱い議論が展開された．日本医療教授システム学会の学会誌としての位置づけ，投稿論文の投稿規定，学会員への配布方法，一般読者への対応，電子出版との関係，さらには誌名についてまで，議論は続いた．学会誌の役割と今後の普及・発展を考えると重要な事項ばかりで，実に有意義であった．

　今回の創刊号では，編集委員が中心に論文を執筆した．日本医療教授システム学会について知る上で意義深い，刺激的な論文が揃った．今後，開かれた学会誌を目指したい．多領域の皆様からのご投稿をお待ちする．（編集部　Y.I）

Japan Journal of Health Professional Development（JJHPD）
医療職の能力開発　第1巻・第1号（通巻第1号）

2011年4月28日発行（年2回発行）

編 集 発 行	日本医療教授システム学会©
〒112-0012	東京都文京区大塚5-3-13 小石川アーバン4階 一般社団法人　学会支援機構内 電話 03-5981-6011　　FAX 03-5981-6012 http://www.asas.or.jp/jsish/index.html
発　　　売	株式会社篠原出版新社
〒113-0034	東京都文京区湯島2-4-9 MDビル 電話 03-3816-5311　　FAX 03-3816-5314 e-mail：jjhpe@shinoharashinsha.co.cp
印　　　刷	ベクトル印刷株式会社

定価1部　1,800円（＋税）

2011年度年間予約購読料3,600円（＋税）送料小社負担．ただし特別定価の号の料金は別に頂戴いたします．
〔日本医療教授システム学会に入会希望の方は，上記学会事務所にご連絡下さい．学会員の皆様には，本誌の会員割引価格（1部1,500円）を適応させていただきます〕

本誌の内容の一部または全部を無断で複写・複製・転載すると著作権・出版権の侵害となることがありますのでご注意ください．

ISBN 978-4-88412-630-8　　　　Printed-in-Japan